U0394934

张之瀛大夫
教您科学降血压

给父母的贴身医护手册

张之瀛 —— 著

重庆出版集团 重庆出版社

图书在版编目（CIP）数据

张之瀛大夫教您科学降血压 / 张之瀛著. — 重庆：
重庆出版社, 2021.2
ISBN 978-7-229-15743-2

Ⅰ. ①张… Ⅱ. ①张… Ⅲ. ①高血压 – 防治 Ⅳ.
①R544.1

中国版本图书馆CIP数据核字（2021）第025295号

张之瀛大夫教您科学降血压
张之瀛　著

出　品：　华章同人
出版监制：徐宪江　秦　琥
策划编辑：朱　姝
责任编辑：秦　琥
特约编辑：王晓芹
责任印制：杨　宁
营销编辑：史青苗　刘晓艳
封面设计：@刘哲_New Joy

出　版：　重庆出版集团
　　　　　重庆出版社
（重庆市南岸区南滨路162号1幢）
发　行：重庆出版集团图书发行有限公司
印　刷：北京盛通印刷股份有限公司
邮购电话：010-85869375

全国新华书店经销

开　本：880mm×1230mm　1/32　印　张：6.5　字　数：66千
版　次：2021年4月第1版　　　印　次：2023年1月第5次印刷
定　价：42.00元

如有印装质量问题，请致电023-61520678

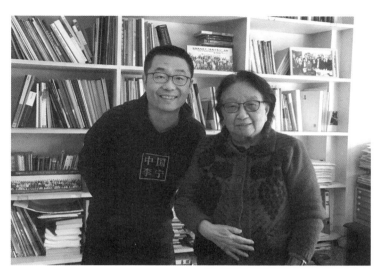

张之瀛大夫拜访高血压领域"泰山北斗"刘力生教授

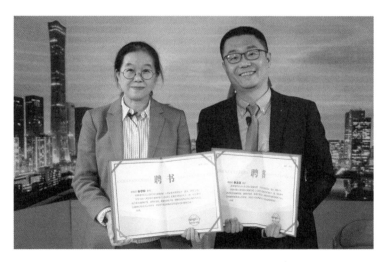

张之瀛大夫和北京大学人民医院孙宁玲教授一起参加活动

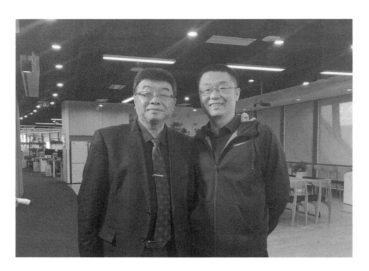

张之瀛大夫与台湾地区爱国学者邱毅教授

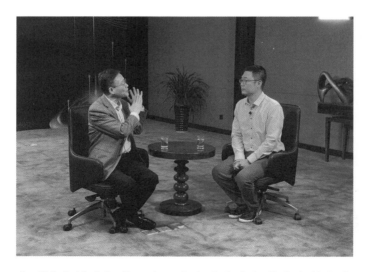

在《瀛在健康》节目中，张之瀛大夫与北京阜外心血管病医院的副院长杨跃进教授探讨心脏病诊疗经验

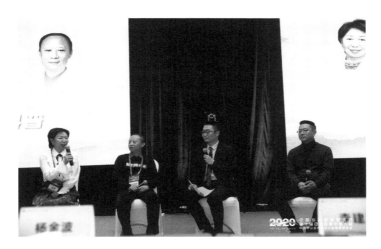

在 2020 年中国心血管健康大会上，张之瀛大夫和北京医学界心血管领域的专家共同主持会议

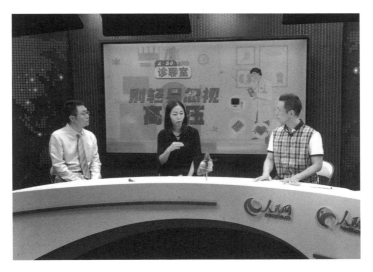

张之瀛大夫与北京知名心血管专家丁荣晶教授参加人民网的直播活动

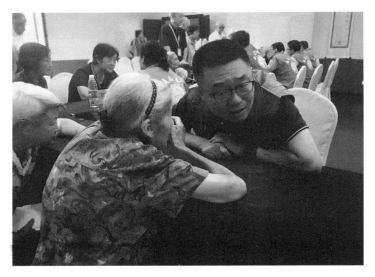

张之瀛大夫在养老院义诊，耐心听老人描述病情

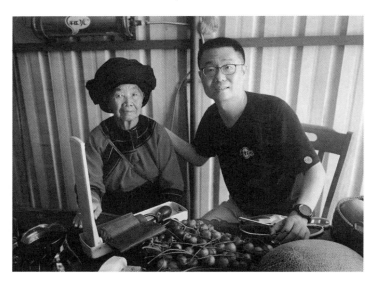

张之瀛大夫为云南爱伲族老人义诊

代序 1

胡大一

国际欧亚科学院院士
中国知名心血管病专家
北京大学人民医院教授

2019 年《中国心血管健康与疾病报告》指出，中国心血管疾病患者已经达到 3.3 亿，其中高血压患者 2.45 亿，冠心病患者 1100 万，卒中患者 1300 万，心力衰竭患者 890 万，心房颤动患者 100 万……在全世界范围内，每 5 个死亡病例中就有 2 例是心血管疾病导致的，可以说心血管疾病已是导致现代人死亡的当之无愧的"第一杀手"。

面对这么多的心血管疾病患者，尤其是 2.45 亿的高血压患者，我们一方面要重视医院里的医

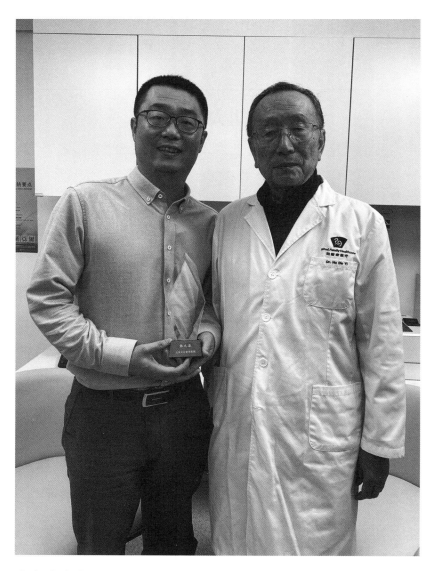

张之瀛大夫与胡大一教授合影

疗服务是否标准规范，另外一方面要注意提高全民健康素养，尤其是提高全民心血管健康素养。要让大家知道，如何生活才是健康的、哪些行为会危害心血管健康，要让更多的人学会自我预防。如果能做到这些，我国的心血管疾病发病率就能降低，病死率也能够得到控制。

张之瀛大夫是一名心内科医生，是年轻一代心内科医生的代表。相较于老一辈医学家而言，年轻医生们传播知识、为大众做科普的方式越来越多样化了。我们以前做科普，常常都要通过电视台、广播电台，或者出书、发表文章等方式，现如今，在这个万物互联的时代，信息通讯高度发达，平台之间的信息互通、资源共享，可以让我们在最短的时间内把想要传播的医学知识送达最需要的人。张大夫是较早使用互联网工具进行心血管健康科普的年轻医生，他的文章朴实、真诚、接地气、浅显易懂，并且让人读完就能有收获。我很早就关注张大夫的文章，感谢他在医生和患者之间架起了一座桥梁，为更多的人带来福音，所以，我把 2020 年"长城心脏病学大会"首次设立的"胡大一科普奖"颁授给他，也作为我对他这种坚持不懈做医学科普的行为的鼓励和认可。

　　最后，希望张之瀛大夫在心血管健康科普这条路上继续努力，坚持为读者写出最实用的文章，能够让更多的人因此而受益。

2020.11.18

代序 2

孙宁玲

中国医疗保健国际交流促进会高血压分会主任委员
北京医师协会高血压专业委员会主任委员
中国知名心血管病专家
北京大学人民医院教授

　　高血压已经成为人类慢性疾病中发病率最高的疾病，2019 年《中国心血管健康与疾病报告》数据指出，中国心血管疾病患者已经达到 3.3 亿，其中高血压一项就占了 2.45 亿。

　　虽然我国的高血压患者很多，但现实情况是，有很多罹患了高血压的人，并不了解和重视高血压，甚至有人觉得高血压不可怕、无足轻重。而更多的高血压患者对于自己升高的血压浑然不觉，

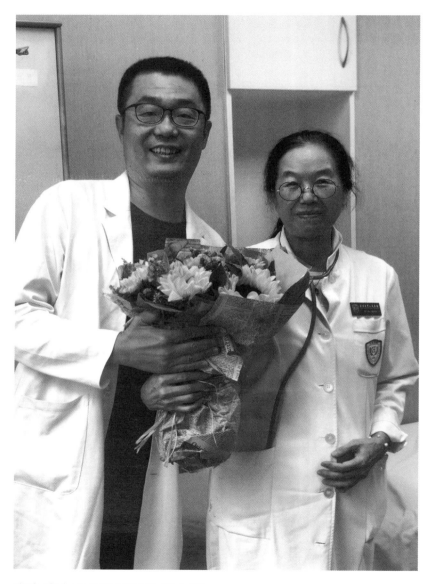

张之瀛大夫与孙宁玲教授合影

平时不监测血压，直到血压明显升高产生了不适症状才来就医。甚至有些人直到病情严重了才知道自己患有高血压。面对这种现状，在大众范围内进行高血压知识的医学科普就显得尤为重要。只有大家认识到高血压的巨大危害，才能加以重视，并进行预防和治疗。

张之瀛大夫是一名年轻的心内科医生，平时对于心内科专业知识孜孜以求，学习精神很强。他还长期致力于高血压的防治和科普，在网络世界中影响力大，很多高血压患者都在持续关注他，这也是我们学界的一件好事。我也从很早就关注他，他的医学科普深入浅出、通俗明了，普通人看了都能懂，并且有收获。

伟大的西医学奠基人希波克拉底曾经这样说过：医生不仅仅是个职业，更是爱心的传播者。而一个医生的爱心不仅体现在他关爱病人、妙手回春，更重要的是治"未"病。医学教育和医学知识的传播有利于疾病的预防，张之瀛大夫就是这样一位热衷于科普教育的医生。

希望张之瀛大夫能够再接再厉，为广大老百姓呈现更多的靠谱、实用的高血压医学知识，为实现"健康中国 2030"做出自己的贡献。

代序 3

霍勇

中华医学会心血管分会前主任委员
中国知名心血管病专家
北京大学第一医院教授

当下，人们的生活方式较以前发生了巨大的变化。以前，我们的生活条件还没有现在这么好的时候，人们的饮食相对清淡，体力活动也比较多。现在，大家的体力活动减少了很多，而美食的摄入量却成倍增加，人们的身体状况也随之发生了巨大的变化。最明显的就是心脑血管疾病的发病率升高了，这几十年来，中国的心血管疾病患者明显增多已经是不争的事实。

我经历了中国经济发生巨大变化的 30 年，

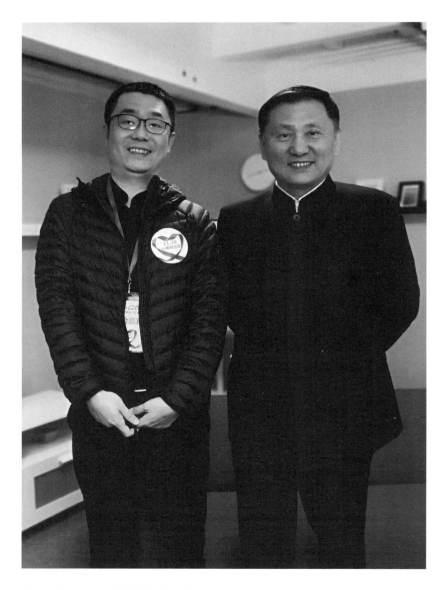

张之瀛大夫与霍勇教授合影

也见证了中国心血管疾病发展的 30 年。早在 20 世纪 90 年代，那时即使在北京，很多医院也没有医生可以做介入手术。于是，我们这一代介入手术的先行者们，就去每个医院手把手地教医生们如何做冠脉支架介入手术。30 年间我去过中国大大小小的几百家三甲医院，见证了中国冠心病介入治疗水平的不断提高。不过，在我们的介入手术越做越好的同时，我们国家的冠心病患者却在不断地增加。其中的原因很明显，因为我们的日子越过越好，食物越来越多样化，我们身边也出现了更多的高血压、糖尿病、高脂血症等慢性代谢类疾病患者，而在众多慢性疾病中，高血压患者占 2 亿多，可以说是"慢性病之王"。高血压也可以被视作导致我们国家心脑血管疾病发病率高的最重要的危险因素。从这个角度讲，作为医生，我们要特别重视高血压，同时也要让大众对高血压有更准确的认知。

张之瀛大夫是一名年轻的心内科医生，他致力于高血压知识的普及和高血压疾病的防控。这是一本普及高血压防控知识的书，我看了之后觉得，书中讲的高血压知识比较通俗易懂，能让老百姓看明白，这一点十分难得。我想，我们国家很需要这样的年轻医生，他们致力于向大众科普医学知识，尤其是心血管疾病方面的医学知识，让大众对各种疾病有准确的认知，也能让大众的健康素质得到提升。大家的基本健康素养高了，能有效地减少疾病的发病率，尤其是心脑血管疾病的发病率。

我推荐家里有高血压患者的朋友都读一读张大夫的这本书，希望大家能够从中受益。

北京大学第一医院 霍勇
2021-1-27

目录

猝然引爆的炸弹

Tips

高血压是一颗不定时引爆的炸弹，要好好控制

2020 年 6 月 23 日晚上 8 点左右，王先生像往常一样，备好了手机、支架、麦克风，以及一大碗色泽诱人的红烧肉，准备在手机镜头前向众多粉丝直播吃下红烧肉的全过程。王先生是一名知名的"吃播"博主，但这次，粉丝再也等不到他直播吃肉了……

30 岁的王先生曾经也有一份正常的工作，但是企业经营不善，他感觉前途渺茫。于是，他选择了辞职，之后送过外卖，做过街边烧烤，但收入寥寥。半年前，一次偶然的机会，王先生在短视频平台上看到很多人将自己吃饭的过程拍下来发到网上，收到很多网友的点赞和打赏，有的人甚至成功变现成为网红，收入也很可观。这让平时就很能吃，也很爱吃肉的王先生有点坐不住了，反正都是吃，自己吃是吃，吃给别人看也是吃，还能赚钱，干吗不做呢？于是，王先生毅然加入了"吃播"大军。肘子、红烧肉、烤鸡、烧鹅……半年来他在镜头前吃了多少东西，估计连他自己都记不清了。越来越多的粉丝和打赏，让王先生的食量也水涨船高，为了播出效果，他把一天的饭量集中在一顿吃完，两三分钟就能消灭一个大肘子。随着收入的不断增加，王先生的体重也从半年前的200斤飙升到280斤，即便在吃着降压药的情况下，他的血压也跟体重一样，越来越难控制，但是他一直都没有太在意。他总是说："高血压不疼不痒的，虽然血压高但我也没感觉，没事儿，不碍事！"

王先生和粉丝一样，谁都不知道死神就这样猝不及防地到来了。这天的直播还没开始，王先生突然感觉不适，说自己头痛欲裂、胳膊发麻，并开始恶心、呕吐。随后他的家人拨打了"120"，救护车及时赶到了，医院离他家也很近，却仍然没能阻止死神的脚步，很快，他开始昏迷、意识丧失……

王先生入院后，医生检查发现他的血压非常高，而头颅 CT（计算机层析成像）检查证实这一切始于脑干出血。医生尽管做了一切必要的处理和抢救，经过整整一星期的救治，仍然没能保住王先生的生命。

看到这里，大家肯定都觉得一个 30 岁的年轻人，就这样被高血压夺去了性命，真是令人惋惜和感慨。其实，高血压就像一颗不定时炸弹，如果你不好好控制血压，它会在一个你想不到的时刻猝然引爆，重则致死，轻则致残，比如说活动不利、言语不利，等等。

说到这里，还会有人认为，高血压就是一种不痛不痒、无须重视的常见慢性疾病吗？

第一章

你真的了解
高血压吗？

Tips

低压偏高危害大，同样
值得关注

巨头的离世

关于高血压最早的记录，源自我国医学典籍《黄帝内经》，这部中国最早的医学著作这样描述高血压："咸者，脉弦也。"意思就是常吃咸的、吃盐多的人，血压要更高一些，在脉搏上会表现为中医所说的"弦脉"。

现代医学是从二战结束后才逐步开始认识高血压的，时间并不长。二战末期，罗斯福、丘吉尔、斯大林召开雅尔塔会议，探讨世界新秩序。在这次会议期间，罗斯福就一直深受高血压之苦，但当时医学界并不认识高血压这个疾病。罗斯福总统的私人医生是一名耳鼻喉科医生，当时他甚至认为罗斯福总统的脸每天红扑扑的，血压偏高，是健康的一种表现。而丘吉尔的私人医生是一名内科医生，当时他预言罗斯福将不久于人世。在雅尔塔会议结束后不久，罗斯福总统就因为高血压导致的脑出血病逝了。

其实，罗斯福总统并不是一开始就血压高的，据一些报道，罗斯福总统的高血压开始于1935年，从最初的136/78mmHg升至为两年后的162/98mmHg，1944年他竞选总统时血压高达200/105mmHg，最高时曾经达260/150mmHg！这也为罗斯福总统后来发生脑出血埋下了隐患。

罗斯福总统去世这件事深深地触动了罗斯福家族，之后他们出钱赞助了著名的弗雷明汉（Framingham）研究。这件事也让美国社会重新审视高血压这个原以为并无大碍的疾病。高血压的冰山面目，以及高血压的巨大危害，自此逐渐呈现出来。

世间的事啊，说来也是那么巧。在罗斯福总统去世后，当年参加雅尔塔会议的另外两个巨头，也就是苏联的斯大林和英国的丘吉尔，最后也都直接或间接因为高血压并发症而死亡。

如何定义高血压？

高血压是我们日常生活中最常见的疾病之一，很多人的身边都有高血压患者，似乎到了一定年纪，多少都会与高血压沾点边。但你真的了解高血压吗？下面我们从形成原因、血压标准等几个方面来解释高血压的医学定义。

• 血压是怎样形成的？

形成血压的三个基本要素是心脏、血管、血液。当心脏收缩，大量血液进入动脉血管，并流入全身各个脏器时，会形成很大的压力，可以简单地认为，这就是高压（收缩压）形成的主要原因；而当心脏舒张时，没有血液进入血管，巨大的压力消失，这时动脉血管的收缩就成了血液继续向前流动的主要动力，这就是低压（舒张压）。

其实，在血压形成的过程中，心脏、血管和血液缺一不可，且各司其职。任何一个环节出现问题都会导致血压的异常变化。人类通常也是对以上三个要素的不同环节进行干预来达到降压的目的。

• 血压多高算高？

在医疗机构检测血压时，未使用降压药的安静状态下，非同日 3 次高压 ≥ 140mmHg 或 低 压 ≥ 90mmHg（也就是诊室血压 ≥ 140/90mmHg），就可以被诊断为高血压。

如果您是在家里自行测量的血压，那么高血压的诊断标准应该是非同日 3 次血压 ≥ 135/85mmHg，血压超过这个数值，就可以考虑确诊为高血压。

如果是 24 小时动态血压，那么 24 小时平均血压 ≥ 130/80mmHg，即可诊断为高血压。

最后重申一下，不同身体状态下血压会有所变化，所以仅仅测量 1 次血压显示数值偏高，并不能确诊为高血压；不要在同一天里复查 3 次，如果非同日 3 次血压都超标，那基本上就可以确诊为高血压了。

·高压高和低压高，哪个更值得关注？

很多高血压患者都有这样的疑问。前些年，患者普遍更注重高压的数值，就连医学界也是如此，长久以来对低压都不够重视。但是随着医学的发展，医生们逐渐认识到，低压的重要性一点不比高压小，低压高和高压高的危害性都很大，无论哪一个数值升高，都不能忽视，要好好配合治疗。不同病情的高血压患者，由于其血压升高的原因不同，表现出来的症状也不同，治疗方案也就随之不同了。

我国高血压人群现状

2012—2015 年，我国 18 岁以上人群的高血压患病率是 27.9%；2019 年《中国心血管健康与疾病报告》指出，中国的高血压患病人数是 2.45 亿。不管怎么说，高血压患者在增多已经是一个不争的事实。

而且，在整体高血压患者人数增加的大背景下，高血压患者越来越年轻化，也是非常明显的趋势。35 岁—55 岁这个年龄段的人群，高血压患病率在不断升高。35 岁—55 岁这个年龄段的人，上有老下有小，生存压力大，血压随之增高就不难理解。

此外，我国高血压人群还有一个特点，就是对高血压的知晓率、治疗率和控制率比较低，这也导致我国高血压患者容易发生心脑血管疾病，比如说心肌梗死、脑梗死、肾损伤，等等。

第二章

高血压：
隐蔽的杀手

Tips

高血压不一定有明显症状，却对身体伤害很大

近年来，高血压已然成为威胁国人生命的最大杀手，却极易被人忽视。其原因在于，高血压的危害有时显得过于隐蔽，就像本书开头讲到的那位做"吃播"的王先生，他猝然离世的原因——脑出血，便是高血压的巨大危害之一。如果不能对高血压进行有效的控制和管理，高血压会损伤人的多个脏器。

伤心

前天晚上，我住在三楼的老邻居李叔叔和儿子吵架，突然感觉胸口疼，第二天一大早他就去了医院，医生告诉他可能是冠心病，需要进一步治疗。今天，李叔叔一遇到我，就拉着我去他们家，让我给他看看病。

其实，李叔叔的身体情况，我大概 10 年前就给过他一些警示。李叔叔脾气大，常年高血压，因为高血压曾经脑梗死过一次，但是后期恢复得不错，之后他也就不太重视了。我当时跟他说起过高血压的危害，除了脑梗死，高血压还会损伤心脏。他的心电图早就提示左心室肥厚，这跟他的高血压没有得到控制有很大关系。心室肥厚会导致心脏舒张功能不全，紧接着就是左心增大、心房颤动、冠心病，甚至心衰。但李叔叔生性豪放，我说的这些危害估计他也没有放在心上，这不，这次情况严重了才来找我看病。

其实，很多人也有与李叔叔类似的情况，平时血压高，但没有重视，直到体检发现心脏有异常才去看病。李叔叔则是到了冠心病阶段才重视，这属于比较晚的阶段了。我希望大家在更早的阶段就能重视，早期就治疗，不给高血压引起心脏功能损伤的任何机会，这对身体健康而言才是最好的。

高血压引发的心脏损伤最常见，也可以说心

脏是高血压最常损伤的一个脏器。一般说来，高血压长期得不到控制，心脏大致会经历如下变化：舒张功能不全→心室肥厚→左心增大（包括左心房和左心室）→心房颤动→冠心病→心力衰竭。这是一个心脏受损的大致顺序，但也不是严格按着这个顺序往下走的，有的人一发病就进入了比较严重的阶段，有的人血压控制好了，会长期处于比较轻的阶段。

说回到开篇的李叔叔吧，他现在除了要做冠脉造影，甚至还要植入支架，后期也要控制好自己的血压。这一次，他听完我的话，没有像以前那样满不在乎了，说一定要好好治疗自己的高血压。

房颤

小曹今年35岁，在县城里有一份不错的工作，在这个小小的县城里，这是一份令人羡慕的工作。

因为工作的原因，小曹常常出去应酬吃饭，酒没少喝，下酒菜也没少吃，反正吃喝不花钱。但是他的体重从大学毕业后长了近60斤，这可以说是他吃喝太多的结果。

小曹30岁后就得了高血压，一开始他没太重视，降压药吃几天，停几天，血压控制得也不好，再加上体重过重，没过几年，他体检时心脏彩超提示左心房扩大。知道左心房扩大，小曹才开始重视控制血压，并坚持吃降压药。但是，好像有点晚了，今年小曹开始出现一种心律失常——心房颤动，也就是大家熟悉的房颤。小曹现在不但要吃降压药，还要吃抗凝药，他感觉很难受，没想到自己年纪轻轻就得了这么一个老年人疾病。了解高血压和房颤的关联后，小曹感叹："我真是没想到高血压和房颤还有关系！要是知道高血压有这么大的危害，那我一开始怎么着也会好好控制血压的。"

其实，小曹的遭遇也是很多人纳闷的，高血压和心律失常有什么关系呢？高血压和房颤又有什么关系？

高血压长期得不到控制，会导致各种心律失常，比如说室性早搏、房性早搏、室性心动过速、房性心动过速、房颤，以及传导阻滞。其中，室性早搏的发生很多时候是和患者左心室肥厚有关，而房性早搏、房颤的发生主要跟左心房扩大、左心房压力高、左心房纤维化有关。所以，如果你观察房颤患者会发现，他们中的大多数，左心房是增大的。

医学史上心脏病领域最权威的弗雷明汉研究显示，14%的高血压患者会发生房颤，而50%的房颤患者有高血压。高血压不仅是导致房颤的重要原因，还是导致房颤患者发生脑梗死和死亡的主要危险因素。

所以说，高血压和心律失常以及房颤都有密切的联系。一旦发现血压升高，一定要好好控制，血压控制得好，左心房才不会增大，才不会发生房颤。

伤脑

如果患者的血压长期得不到有效控制，不但伤害心脏，也会对脑实质和脑血管造成不可逆的损伤，甚至严重影响工作和生活。具体的伤害有以下几个方面：

• 脑梗死

老四是菜市场上的一霸，这么说老四，不是说他平时如何欺压人，而是说他的生意做得好。老四十几岁就出来卖菜了，在菜市场卖菜二十多年，到了四十多岁，他的蔬菜买卖在菜市场里做得最大。老四平时的辛苦可想而知，凌晨 3 点多起床去蔬菜批发市场上菜，早晨回来喝一碗羊汤，吃 5 根大油条、两小碟咸菜，每天如此。老四的脾气也大，平时对别人总是着急，所以大家都有点怕他。老四知道自己血压高，可是没觉得有不舒服，也没有去看过医生。2009 年的冬天，在一次发力扛蔬菜的过程中，老四突然发生脑梗死住进了医院，最后虽然命保住了，可是人也残疾了，无法继续卖菜，只能每天偏瘫在家。

很多朋友会问，为什么老四会突发脑梗死呢？这跟高血压会导致动脉粥样硬化的发生有关系。那么，为什么高血压不控制会导致动脉粥样硬化的发生呢？

如果高血压长期不能得到有效控制，会造成动脉弹性纤维散裂，胶原沉积于动脉壁，导致动脉增厚和硬化。还可能引起动脉内皮功能障碍，使得动脉发生粥样硬化性病变。如果这种病变得不到控制，还会越长越大，逐渐形成动脉粥样硬化性斑块。随着斑块的进一步增大，动脉血管管腔开始变得狭窄，严重时就会导致脑梗死、心肌梗死等严重心脑血管疾病的发生。

因为高血压而发生脑梗死的案例并不少见。高血压的最大危害就是脑梗死，高血压导致脑梗死的患者比导致冠心病的患者多很多。所以，如果你有高血压，一定要控制好血压，同时注意脑梗死的相关状态，平时做好体检。

大家也可以从老四的案例中吸取很多教训，比如说他体型肥胖、高盐高脂饮食、熬夜、吸烟、饮酒，血压高也不控制，最终导致悲剧。这提醒我们应该注意改善生活方式和控制危险因素。

• 脑出血

除了脑梗死，高血压容易导致的另一种大脑

疾病就是脑出血。

日常生活中，大家常常听到某人脑出血的新闻。甚至就像开篇我们提到的 30 岁"吃播"博主一样，很多年轻人也会发生脑出血。那么，高血压为什么会引发脑出血？

高血压导致脑出血，通俗来说，就是血压高导致脑血管爆了。用医学术语说，脑出血是指非暴力性外伤导致大脑出血，占我国全部卒中人数的 20%—30%。而导致脑出血的诸多病因中，高血压合并有小动脉硬化最常见，大约占 60%，其他病因有动脉瘤、动静脉畸形、脑动脉粥样硬化、血液病、脑淀粉样血管改变，等等。

从更加微观的病理生理学角度讲，颅内动脉具有中层肌细胞和外层结缔组织少、外弹力层缺失的特点，长期高血压会使大脑的细小动脉发生玻璃样变性和纤维素样变性，后期形成微动脉瘤和夹层动脉瘤，一旦血压发生大的波动，就有可能发生脑出血。

需要特别提醒大家注意的是，在大脑的众多动脉中，有两条动脉被称作出血动脉，一条被称为豆纹动脉，另外一条被称为旁正中动脉。它们自大脑底部的动脉直角发出，承受压力较高的血流冲击，血压波动的时候特别容易发生脑出血。

那么，生活中哪些症状是在提示我们可能出现脑出血呢？

一般说来，脑出血的高发年龄段是 50 岁—70 岁，男性稍多，但现在年轻人也呈现脑出血多发趋势。脑出血冬春两季高发，发生脑出血的人大多有高血压病史，而且很多人的血压没有得到很好的控制。多在人情绪激动和活动时发作，发病后患者可能出现头痛、恶心、呕吐（喷射状）、意识不清等情况，一般在数分钟至数小时发展到高峰。头颅 CT 是检查脑出血的重要手段。

总而言之，中老年人如果在情绪激动和体力活动中突然出现某些神经功能缺失，以及头痛、呕吐等高颅压症状，第一时间就应该想到脑出血的可能性，同时尽快做头颅 CT 检查，明确诊断，并完善相关治疗。

伤肾

眼看我就奔 40 岁而去，回首往事，历历在目。想起小时候的玩伴，他们的脸庞会浮现在我的脑海中，其中我最难忘的一个人是我儿时的玩伴海子。

我记得，海子是一个黑黑的男孩，他个头比同龄的孩子大，打架很厉害，从来不会被人欺负，他生性善良，与人为善，是我最好的朋友。后来我去了别的地方上学，跟海子的联系就慢慢变少了，辗转多年之后，我们两人几乎断了联系，但是我一直记得他。后来一次偶然的机会，我听说海子因为长期的高血压没有得到规范诊治，发展到严重的肾功能衰竭阶段，最后人也没了。听到这个消息，我十分难过，也很遗憾。我俩小时候那么要好，而我现在也是一名医生，如果一直跟海子有联系，了解他的情况，说不定能给他一些建议，让他在高血压初期就多多注意，并减少一些随之而来的损伤。

通过这个案例，我想告诉大家的是，高血压对于人体产生的巨大损伤，最早显现的就是肾脏损伤，但是因为症状隐蔽，甚至没有症状，所以很多时候大家都忽视了。只有合理控制血压，才能保护肾脏。

根据我的临床经验，如果高血压长期得不到控制，肾脏损伤的最早阶段是对肾小管的损伤，症状上可以表现为夜尿增多，可以通过检查尿 β2 微球蛋白来观察是否存在肾小管损伤。如果过了这个阶段，高血压仍旧得不到控制，紧接着肾小球就会受到损伤，这时候会出现尿蛋白、尿微量白蛋白，甚至肌酐升高。

面对这些肾脏损伤，高血压患者应该如何应对呢？首先，要把血压控制好；其次，可以考虑吃具有肾脏保护作用的降压药。如果患者耐受，尽量把血压控制在 130/80mmHg 以下。降压药如果没有禁忌证，可以考虑沙坦类降压药或者普利类降压药，二者选其一就可以了。

如果你处在高血压早期，请尽早规范控制血压达标，否则后患无穷。

伤眼睛

小王在互联网公司上班，最近压力比较大，

连续熬夜，上司对任务催得紧，还常常批评小王。小王不仅身体劳累，而且心情抑郁，就这样过了一个月。一天，小王在熬夜工作后突然感觉头痛，他去社区医院做了一下简单的检查，医生说他是高血压，而且血压过高，建议他到大医院就诊。到了医院，医生给他做了好几项检查，其中一项眼科检查提示他有视网膜动脉硬化、视盘水肿，并表示小王的血压确实过高，而且估计他高血压时间不短了。

好多朋友可能有疑问，为什么高血压和眼睛的动脉有关系呢？这不难理解，眼底的动脉就像一个窗口，它会把高血压对你动脉的影响表露无遗。

高血压长期得不到有效控制，眼底小动脉会发生痉挛，甚至发生硬化，严重时可以见到渗出、出血，甚至视盘水肿，这时候做眼底动脉检查就可以看到高血压带来的这些伤害。这也是心内科医生有时候会让高血压患者做眼科检查的原因。

很多时候，高血压的确是一个没有明显症状，甚至不疼不痒的疾病，但是它的巨大危害一旦显现就会让人非死即残。所以，在这个我们国家有2.45亿高血压患者的时代，请您关注您和家人的血压健康。

第三章

高血压是怎样形成的？

Tips

除了遗传因素，还要考虑环境和其他因素

高血压分为原发性高血压和继发性高血压。现在绝大多数的高血压患者都是原发性高血压。原发性高血压与继发性高血压的形成机制不同，相应的预防和治疗方式也有区别。

下面咱们分别从原发性高血压和继发性高血压两个方面给大家解释高血压的形成原因。

原发性高血压

原发性高血压很难找到具体的病因，它是多种因素参与形成的一种以血压升高为主要表征的疾病，占高血压总人数的 95% 以上。如果原发性高血压长期不加以控制，它最大的危害是损伤心、脑、肾，最终可能导致这些器官的严重疾病。

形成原发性高血压的具体因素有以下几个方面：

• 遗传因素

一天早晨一交班，大家就冲着我笑，尤其是护士同事们。我问他们怎么了，一个同事说楼道里有一个女孩来找你，说要问你一个关于结婚的问题。她话音刚落，立即引来医务室里一片哄笑声。

我很纳闷：怎么会有女孩找我问结婚的问题呢？我天天守着自己的夫人过日子，没有什么桃色事件啊。我出了医务室，在病房楼道里见到了同事们说的那个女孩。仔细一问才知道，她是我以前的一位老患者的孙女。因为我给她奶奶看过很长时间的病，她奶奶觉得我比较可靠、专业，这次孙女遇到问题了就来咨询我。这个女孩遇到的问题很简单，她准备结婚了，发现她男朋友全家都是高血压患者，害怕以后会遗传给孩子，就专门来找我咨询这个问题，想知道这婚还能不能结。

　　说起高血压，很多人都会关心的一个问题就是高血压是否遗传？这个问题我几乎在每天的工作中都会被问到，不同的人问这个问题的出发点不一样。像上面说到的这个女孩，她咨询高血压遗传的问题，主要是因为怕遗传给下一代。

　　原发性高血压，也就是大多数人所患的高血压，是受遗传和环境两个因素共同影响的。其中，遗传因素大约占 30%—50%。原发性高血压与多种基因位点有关，即使其中某一个基因出现变异，对血压的影响也微乎其微。所以，不能简单地认为高血压一定会遗传，因为它的发生需要综合考虑环境因素和遗传因素。

　　于是，我详细问询了这个女孩的男朋友及其家人的高血压患病情况，原来男孩一家都是原发性高血压，并没有太明显的显性遗传高血压。所以，我建议她不要因为高血压可能会有遗传倾向而放弃一段美好的爱情，还是更多地考虑两个人是否志同道合。听完我的解释，这个女孩安心地离开了医院。

• 环境因素

我老舅很爱喝酒，你如果这么说他，他看到了一定不高兴，也不会承认自己爱喝酒。他可以找出一千条理由来告诉你，这个酒不喝不行，他也是迫不得已。他会说："不喝酒什么事都办不成！不喝酒没有兄弟！"他这么说，也有道理，他现在确实有了不少好朋友，而且他们也都挺能喝酒的。

我老舅是从 18 岁开始喝酒的，他今年 50 岁了。从我当心内科医生那天起，我就说他肯定会得高血压，让他多注意一下身体。不出所料，没多久他就被确诊，到现在已经很多年了，他也一直在吃降压药。也许你会问，我为什么那么笃定呢？

高血压是遗传、环境和社会因素共同作用的

结果。从某种角度上讲，遗传因素对高血压来说是不可改变的因素，而环境和社会因素对高血压的影响，多数是可以被改变的。从我的临床经验来看，有五大环境因素会导致高血压的发生，大家一定要注意防控和改善。

>>不健康饮食

经常摄入高糖、高脂、高盐、高嘌呤的食物，都会导致血压出现异常。在饮食方面，建议大家多吃新鲜的蔬菜水果、全谷类食物、坚果、豆制品、优质蛋白质和低脂乳制品，同时注意少吃含反式脂肪酸的食物，比如各种冷冻食品、烘焙食品等。

>>盐吃得太多

过度食盐，比如每天吃盐超过 6g，长此以往会让人血压升高。这里提到的盐，既包括看得见的盐，也包括很多看不见的盐，比如各种麻辣小食品、半成品卤味、酱菜咸菜、蜜饯果脯、坚果等食物中的盐。你没有参与制作过程，可能也无法亲眼看到这些食物中含有多少盐，但这些食物为了使其风味持久，含盐量通常是新鲜食品的很多倍，这些隐形的盐更需要大家警惕。

>>钾元素补充太少

盐吃得多是高钠饮食，钾吃得少则是低钾饮食，这两种饮食模式都会导致血压升高。那么，应该如何补充钾元素呢？对普通人来说，需要多吃新鲜的食物，避免过度烹饪，食材要多样化，最好每天多吃含钾量高的食物，因为高钾饮食可以对抗高钠饮食带来的血压升高现象。

>>缺乏体育锻炼

人体缺乏体育锻炼，交感神经兴奋性升高、肾素－血管紧张素－醛固酮系统激活等改变会导致血压升高。所以，想要血压好，一定要注意坚持体育锻炼。

>>超重和肥胖

超重和肥胖对于血压的影响，远远超出你的想象。一般来说，如果上面的四点没有做好，首先就会表现在体重上，当人越来越胖，血压也会随之越来越高。所以，我们要注意控制自己的体重。

以上就是导致血压升高的环境因素。大多数环境因素是可以人为控制的，只要大家加以改善，血压是有可能明显降低的，何乐而不为呢？

• 社会因素

除了遗传因素和环境因素之外，还有一些重要因素会导致高血压，也让当下社会的很大一部分人深受其害，比如：

>>工作和生活压力大

当今社会，物质丰富，可以说谁家都不愁吃不愁喝。但是，普通人的生活压力并没有减少一点点，反而越来越大。现代成年人面对诸多压力，比如职场困境、孩子上学、儿女就业、父母养老，等等。这一切的压力都堆积在现代成年人的身上，难怪血压会高。

>>长期熬夜

对很多人来说，熬夜已经成了家常便饭，有的人是因为加班，还有的人是为了各种娱乐熬到深夜。熬夜之后，最先出现异常的身体指标就是血压。建议大家尽量少熬夜，养成良好的作息习惯。

>>受教育程度低

没错，受教育程度低也是导致血压升高的重

要原因。可能很多人不理解，一个高血压疾病，怎么会和受教育程度相关呢？这是因为，受教育程度比较高的人群认知水平比较高，更容易认识到高血压的危害，也更愿意对其进行控制。反之，很多受教育程度较低的人不重视这种疾病，直到出现严重的并发症才幡然醒悟，但常常为时已晚。

>>贫困

经济条件一直是影响血压升高的重要因素，很多朋友可能会问，高血压这个病也这么势利吗？它也专找穷人下手吗？应该说，不是这个疾病势利，而是贫困可能会带来更多的健康问题。经济能力不足的患者，可能很难去重视高血压，或者没有能力重视，长此以往，高血压的严重危害也就显现出来了。

>>无医疗保险支持

不容忽视的现状是，有医疗保险的人可能对高血压有着更好的控制手段。因为有医疗保险支持，他们可以放心地去进行治疗。而一部分没有任何医疗保险的人，会因为担心看病花钱而不及时去医院，从而延误治疗，高血压的控制率就会比较低。

这五个方面看似普通，其实都很重要，大家可以随时进行自查，看看自己的高血压是不是受到以上社会因素的影响，如果有，建议尽量去改善。

继发性高血压

继发性高血压不同于原发性高血压，它的产生是由某些疾病带来的，高血压是这些疾病的症状之一。一般说来，与继发性高血压相关的疾病一旦被治愈，升高的血压也会降至正常。所以说，对继发性高血压患者来说，尽快找到原发疾病，并进行针对性的治疗，才是最重要的。

刚当医生的第二年，我遇到过一个年轻的男性高血压患者，因为他比较胖，我叫他小胖子。在遇到我之前，他曾5次因为脑出血住进当地县医院，医院的神经外科医生给他做过5次脑出血引流手术。之后，他第六次出现脑出血的时候，县医院的神经外科请我去会诊。我一看他的病情，发现他血钾低，吃了很多降压药但效果都不好。于是，我高度怀疑他患有一种叫作"原发性醛固酮增多症"的疾病，经过肾上腺加强CT检查确认了我的猜想。后来他去泌尿外科切除了肾上腺的活性腺瘤，从此血压再也没有异常过，也没有再发生过脑出血。因为这次会诊，这个小胖子还给我送过一面锦旗。他就是一名继发性高血压患者，导致他发生继发性高血压的，是一种叫作"原发性醛固酮增多症"的疾病。

原发性醛固酮增多症是继发性高血压最常见的病因，在高血压人群中的患病率为 5%—13%，在那些比较难治的高血压患者中，患病率高达 20%。这种继发性高血压多见于 30 岁—50 岁的人群，其中女性多于男性。

原发性醛固酮增多症又称为 Conn 综合征，是一种由肾上腺皮质分泌过多醛固酮而引起的，以高血压、低血钾、高血浆醛固酮、低肾素为主要特征的临床综合征。

那么，我们在现实生活中，如何辨别这种疾病呢？什么情况下要高度怀疑自己罹患这种疾病呢？告诉大家一个筛查原发性醛固酮增多症的小窍门：你可以查看自己的常规检查中，血钾和 24 小时尿钾水平，如果血钾＜ 3.5mmol/L，24 小时尿钾＞ 25mmol/L；或者血钾＜ 3.0mmol/L，24 小时尿钾＞ 20mmol/L，就要高度怀疑可能存在原发性醛固酮增多症了。

　　其实，这里提到的原发性醛固酮增多症只是继发性高血压的诸多病因之一，继发性高血压还有很多其他病因，比如说肾脏疾病、嗜铬细胞瘤、库欣综合征、打呼噜、多囊卵巢、大动脉炎等。如果你年纪轻轻，发现自己的血压比较高，而且吃降压药的效果并不好，同时还有一些其他伴发症状，那就要排查一下继发性高血压。

第四章

你属于哪一类高血压？

Tips

先明确自己属于哪一类高血压

　　高血压作为一种最常见的慢性疾病，在医学上还分为很多类型，比如老年高血压、中青年高血压、H 型高血压、夜间高血压、白大衣高血压等。下面，我将详细给大家讲一讲每种类型的高血压的特点和治疗方法。

老年高血压

　　高血压是老年人最常罹患的一种慢性疾病。早年间，高血压甚至被认为是老年人专属的疾病。但是现在，高血压已然成为囊括各个年龄段的全民性疾病。在我们讨论老年高血压之前，一定要弄清楚，在医学上，多大年龄算是老年。就像我身边的一位老主任，60 岁退休了，但是人还年轻，自己也觉得还能再干几年。所以，到底多大年纪算是老年呢？

• 怎样定义老年?

对人类来说，儿童时期和老年时期该怎么界定呢?

根据美国食品药品监督管理局（FDA）的定义，人类从出生到 18 岁，都属于儿童时期。按照我国法律，不满 1 周岁的属于婴儿，1 周岁以上、不满 6 周岁的属于幼儿，6 周岁以上、不满 14 周岁的属于儿童；而不满 18 周岁的人都可以被叫作"未成年人"。

美国疾病预防控制中心（CDC）和世界卫生组织（WHO）对老年的定义是年龄大于 65 岁，我国则把 60 周岁以上的人称为老年人。中国的高血压指南则认为，65 岁以上人群所患的高血压才可以被称为"老年高血压"。

• 老年高血压的特点

老王找到我："张大夫，我和我儿子都是高血压，为什么您给我们开的降压药不一样呢？"

我对老王说："王师傅，您和您的儿子吃的降压药不同，主要是因为你们的年龄不同，发生高血压的机制也不同，所以吃的降压药也不一样。"

老年人患高血压，与年轻人不一样。只有掌握了老年高血压的自身特点，才能有的放矢地给老年人调整降压药。老年高血压的特点，具体表现为以下几个方面：

>>高压高，脉压大

很多老年人的高血压类型都是以高压升高为主要表现，这种情况在老年人中特别常见。高压高，低压正常，甚至偏低，导致老年人脉压差大，反映的是老年人动脉血管变硬的事实，这也明显增加了老年人发生脑梗死、心梗的风险。

>>血压波动大

老年人特别容易发生高血压合并体位性低血压和餐后低血压。血压波动大，影响高血压的治疗效果，这也增加了老年人发生意外的机会。所以，这种情况要特别注意。

>>血压昼夜变异性异常

老年高血压人群中，尤其是清晨高血压罹患者，很多是夜间低血压、白天高血压，这些特点也会显著增加老年患者的心脑血管疾病发病率。为此，一般老年人需要做 24 小时血压监测才能明确诊断。

>>肾素水平低

这是老年高血压的特点，一般通过"高血压三项"检查来确定。这个特点有别于年轻高血压患者，年轻人患高血压时通常肾素水平偏高。但并不能说所有的老年高血压患者肾素都低，有些老年高血压患者肾素水平比较高，可能与吃了某些降压药有关。如果没有，那就要特别注意，是否存在肾动脉狭窄等相关疾病。建议去做一个肾动脉彩超，必要时做一个肾动脉加强 CT。

>>合并症多

老年高血压患者常常合并冠心病、心衰、脑血管疾病、肾病等，因此，老年人的降压方案和血压目标值是因人而异的。

总之，老年高血压有自己的具体特点，每个老年高血压患者都要在医生的指导下进行专业的降压治疗，专业的医生会根据不同患者的情况给出不同的解决方案。

• 什么时候开始吃药?

"张大夫,你看看我的血压是不是升高了啊?我应该什么时候开始吃降压药呢?"老苗找到我就诊时,第一句话就直奔主题。

这个问题问得很好。这是很多老年高血压患者都关心的问题——老年人患高血压,应该在什么时候开始进行降压治疗?

一般说来,65 岁—79 岁的老年人,血压高于 150/90mmHg 时,建议口服降压药进行治疗;一部分血压高于 140/90mmHg 的患者也可以考虑口服降压药。而 80 岁以上的老年人,高压高于 160mmHg 时,便可以考虑口服降压药。

• 应该吃什么药?

老年高血压患者的用药也与年轻高血压患者有很大的不同。目前临床上主要使用五大类降压药——β 受体阻滞剂、利尿剂、地平类药物、沙坦类药物、普利类药物，还有 α 受体阻滞剂。这六类药物都是可以使用的，每一种药都有其独特的功能，但没有哪一种药物有绝对的优势。

老年高血压患者一定要结合自身的情况来选择，同时要注意药物的副作用。比如，倍他乐克比较适合那些高血压合并冠心病、快速心律失常、心衰等疾病的老年人。普利类降压药和沙坦类降压药，适合绝大多数老年高血压患者，但是双侧肾动脉狭窄、严重肾功能不全、高血钾的老年高血压患者慎用。利尿剂则比较适合吃盐比较多的高血压患者。特拉唑嗪这类 α 受体阻断剂，比较适用于那些既有高血压，又有前列腺增生或者难治性高血压的老年男性患者。

相对来说，地平类降压药则更具有普适性，普遍适用于老年高血压患者，它主要针对老年高血压患者血管普遍硬化的特点，所以对老年高血压患者的降压效果更好。

简单来说就是，没有好或不好，只有适不适合。

• 如何调整药物剂量？

老年人服用降压药，务必从小剂量开始，根据其耐受性逐渐增加，应该分别测量用药前后坐、立位的血压值，尤其是体质较弱者。在降压控制效果不佳时，医生应该逐步增加药物用量或种类，剂量调整的间歇期要比普通的高血压患者长。降压时需要控制合理的降压速度，因为老年人血管的自身调节功能降低，短时间内降压过快可能引起重要脏器灌注不足。同时老年患者脉压差大，过分追求高压达标可能带来低压的过分降低，低压最低不应低于60mmHg，否则可能影响心脏灌注。

具体到每一位高血压患者，降压药应该如何

使用、剂量应该如何调整，这都是很复杂的问题，需要结合各种因素来考虑，大家要关注自己的各项检查指标，在专业医生的指导下进行治疗。

• 血压目标值——合适就好

出租车司机孙师傅今年 65 岁了，虽然已经退休了，但因为家里经济压力大，他不得不继续工作，开网约车来补贴家用。一次他来到我的门诊，见到我就问："张大夫，我的血压降低到多少合适啊？是不是血压必须降到 120/80mmHg 才是最好的？"

其实，孙师傅的这个问题是很多老年高血压患者都关心的。那么，应该把血压降低到多少最为合适呢？

与年轻的高血压患者不同，老年高血压患者降压的主要目标是让高压达标，年轻高血压患者要尽量控制在 120/80mmHg，而老年高血压患者就不一样了。通常来说，65 岁—79 岁的老年人，可以先把血压降至 150/90mmHg 以下，如果耐受性较好，可以进一步降低至 140/90mmHg 以下。对 80 岁以上的老年人来说，降至 150/90mmHg 以下即可，如果耐受，可以再低一点，但是不强求具体数值。

需要特别提醒大家的是，对部分双侧颈动脉存在病变，其狭窄程度＞75% 的患者来说，降压过度可能导致大脑中枢血流灌注下降，增加脑缺血的发病率，这类患者一定不能过度降压，其血压目标值可以适当放宽。对体质衰弱的老年人，也不能过快、过度地降低血压，因为这可能导致体位性低血压，继而引发灾难性后果。

总之，老年人的血压不是降得越低越好，而是合适就好。

• 防止意外的三个要点

李大娘住院一个多星期了，见到我的第一句

话就是："张大夫，您的水平不如我们村村医的水平高！"

我说："大娘，您为什么这么说啊？"

李大娘说："我们村医降血压，一天就能降到110/70mmHg，到您这里一个多星期才降下来。"

我问李大娘："村医降血压很快很猛，您觉得舒服吗？"

李大娘说："不舒服，总是觉得头晕晕的。"

李大娘所说的这种情况，引出了老年高血压患者在降压过程中应该注意的三个问题。其实，在老年高血压患者的降压治疗中，以下三个方面是需要特别注意的。这些问题处理得好，老年人发生意外的风险就小。处理得不好，就很可能出现意外状况。

>>目标值别太低

老年高血压患者控制血压，不是越低

越好，也不是要求每个人必须把血压降低到120/80mmHg。具体目标数值要根据患者自身的情况而定。

>>降压速度别太快

血压降得太快，可能导致老年高血压患者出现脑梗死等重要脏器损伤。建议在2—4周的时间内把血压降低至目标值即可，千万不要过快、过度降压。李大娘所说的那种1—2天快速降压方法断不可取，因为很容易出现并发症。

>>降压幅度别太大

在临床上，一些老年高血压患者，入院时血压值在180/110mmHg以上，一般可以先把血压降低至160/95mmHg左右，但不要突然降至130/80mmHg，因为降压幅度过大也可能出现一系列低灌注的并发症，比如脑梗死。

总之，对老年高血压患者来说，并不是血压降得越低、越快就越好，而要针对患者的具体情况做出最适合的选择。

• 老年高血压也要补充叶酸

吴大伯来到我的门诊咨询："张大夫，上次找您看高血压，除了降压药，您为什么还给我开了叶酸片啊？我看我儿媳妇现在怀孕了也在吃这个药，怎么您给我开孕妇吃的药啊？"

我说："吴大伯，您血压高，同型半胱氨酸也高，这种高血压容易脑梗死，需要补充叶酸，跟孕妇吃一样的叶酸就可以，所以我给您开了叶酸片。"

一提起叶酸，很多人首先想到的是为了预防胎儿畸形，孕妇需要吃叶酸。但是你知道吗，很多老年高血压患者也需要补充叶酸。因为这类患者，同时伴有同型半胱氨酸（Hcy）升高，这表明身体内叶酸缺乏或者存在叶酸代谢障碍，这样的老年人降压的同时需要补充叶酸。补充叶酸有两种方式：多吃新鲜蔬菜水果和吃叶酸片。

中青年高血压

如今，高血压患者年年增多，除了人口老龄化导致老年高血压患者基数增大的因素之外，30岁—50岁的高血压患者也在不断增多，我们可以称之为中青年高血压患者。

• 为什么中青年人也会发生高血压？

小谭是某互联网公司的一名员工，今年才30岁，但已经被诊断为高血压两年了。他大学一毕业就在互联网公司工作，经常熬夜，结果在毕业后的第三年就患上了高血压。两年前，小谭开始在手机上阅读我的医学科普专栏，了解了中青年发生高血压的机制，也在慢慢改变自己的不良生活方式。后来，小谭的血压值越来越好，逐渐恢复了正常的水平，而且，他也知道自己该如何正确地生活了。

一直以来，大家都认为高血压是慢性病，是老年人的专属疾病，应该与年轻人无缘。但实际情况是，如今的中青年高血压患者是很常见的，来找我问诊的 20 岁—50 岁这个年龄段的高血压患者非常多。那么，中青年朋友发生高血压（原发性高血压）是什么原因呢？我总结了一下，主要与以下几点有关：

>>遗传

高血压有遗传倾向，这是很多高血压患者无法控制的因素。但不是说有高血压家族史的朋友，一定会得高血压，而是指，如果父母患有高血压，孩子发生血压升高的概率会比较高。

>>不良的生活方式

中青年人患高血压，除了遗传因素外，大多都与不良的生活方式有关。比如饮食不规律（零食多、饮料多、油多盐多糖多等）、吸烟、久坐、运动量少、工作压力大、熬夜等。

>>肥胖和超重

中青年人罹患高血压，还有一个很重要的原因就是体重明显超标，通常来说，男性腰围超过90cm，女性腰围超过80cm，就容易发生高血压。而且，很多人不但超重，甚至算得上肥胖，这样的年轻人发生高血压的概率就很大。

• 低压升高的原因

前些天，医院里一位从神经内科退休的老主任问了我一个关于高血压的问题。老主任问我："张大夫，现在年轻的高血压患者越来越多了，而且年轻人的高血压是以低压升高为主。那么，中青年高血压患者患病的具体机制是什么呢？"

我知道老主任这是在考我，于是我试着给老主任解释了一下我对这个问题的认识，他听完后很高兴地对我说："后生可畏，好好干，你是块当医生的好材料。"那为什么年轻人的高血压总是表现为低压高呢？

首先，高压主要取决于心肌收缩力和大动脉弹性；低压取决于外周动脉阻力。而中青年人的动脉管壁弹性是正常的，但外周小血管阻力增高，所以低压容易升高。那么，为什么会发生这样的变化呢？

答案仍然是我重复强调了很多遍的，跟部分年轻人的生活方式有关，比如工作压力大、作息不规律、吃盐过多、长期吸烟、饮酒、超重肥胖等，以及部分人尿酸升高、血糖和血脂异常。

这些因素都会导致人体的两个控制血压升高的系统——交感神经系统和肾素-血管紧张素-醛固酮系统——被激活。久而久之，这两个被激活的升血压系统，会使得外周小动脉和微小动脉被激活、产生损伤，导致外周小血管阻力升高。这样一来，人体的低压也就会随之升高。

了解了疾病背后的成因，我们才能对症下药，所以我建议年轻人，尤其是那些已经被诊断为低压高的中青年高血压患者，一定要注意改善平时的生活方式，比如戒烟、戒酒、不熬夜、清淡饮食、增加运动、控制体重等。做好了这些，血压数值一定会逐步得到改善；对血压值健康的年轻人来说，也可以大大降低罹患高血压的概率。

• 年轻人该怎么用药？

早晨，医科大学的实习生查房的时候问我："张大夫，您为什么经常给年轻的高血压患者使用沙坦类降压药和倍他乐克这两类药呢？"

我说："因为很多年轻的高血压患者属于高肾素型，使用这两类降压药治疗效果比较好。"

对年纪轻轻就患上了高血压的患者，我倾向于给他们选择沙坦类的降压药，这是治疗中青年高血压患者的首选药物。

年轻的高血压患者大多数都是高肾素型高血压，也就是说他们不仅血压高，血液检测指标也会显示肾素偏高。其原因是控制血压升高的两个系统容易被激活，那么，口服沙坦类降压药和倍他乐克这类 β 受体阻滞剂的治疗效果会比较好。

在此，我还要提醒大家，一定要在专业医生的指导下使用降压药，不要自行服用或随意调整降压方案。目前，常用的降压药有几大类，我在这里没有提到的，未必不适合你，这是因人而异的。

关于几大类降压药的特点和优劣，我将在本书的第六章，用表格的形式为大家详细列举并讲述。

• 目标血压值

在心血管领域，SPRINT 研究是著名的研究项目，它是迄今为止美国最大的高血压研究试验，其资助机构是权威的美国国立卫生研究院。

研究显示，强化降压，也就是把高压降低至 120mmHg，要比把高压降低至 140mmHg，可以使得高血压患者的死亡率降低 30%，心脑血管疾病的发生风险降低 25%。简单来说，在患者耐受的情况下，把血压降得更低一点，可以让高血压患者的预期寿命延长 6 个月至 3 年。而对中青年高血压患者，其寿命能延长近 3 年，这是非常令人兴奋的事情。

但我要提醒大家，这里说的"血压更低一点"是建立在患者可以耐受的基础上，并不适用于所有的高血压患者。如果把患者的高压降至

120mmHg 左右，一定要注意观察患者的身体是否有不适，如果降压后存在低血压的不适反应，应该把血压恢复到相对高一点的水平。

• 快走能替代降压药吗？

一次，我在泌尿科的同学打电话问我："之瀛，我现在的血压是 145/95mmHg，这算是高血压吗？如果我每天坚持快走，不服用降压药，血压能降下来吗？"

这个问题是很有代表性的。在临床上，的确有这么一部分患者，他们大多是中青年人，因为某些不够健康的生活方式导致血压偏高，但也就刚好比高血压诊断标准（140/90mmHg）高出一点点。这种患者通常被诊断为 1 级高血压，其对人体的危害程度要根据合并危险因素来综合衡量。那么，我同学这种坚持每天快走的运动方式，能不能把血压降下来呢？我个人觉得有希望，但是不绝对。

快走可以被归入中等强度的运动，如果每天快走 30 分钟，每周至少 5 次，那么每周的中等强度的运动时间至少有 150 分钟。这个运动强度达到了美国心脏协会的运动推荐标准，坚持下去对身体尤其是血压绝对是有好处的。但是，这并不意味着所有血压值在 145/95mmHg 以上中青年人，都可以不吃药，仅仅通过运动来调节血压。因为有些人的身体指标中危险因素比较多，比如他们患有高血压合并糖尿病等疾病，便需要口服降压药。另外还有一部分患者，他们已经改善了生活方式，但血压还是无法降低，也需要用药物等手段进行降压治疗。所以，每天坚持快走有降低高血压的可能，但不适用于所有人。科学的运动只是改善生活方式的一种手段，同时还需要其他多方面的干预，来协同治疗高血压。

• 低压高，心率快，怎么办?

三宝十几岁就退学了，在社会上摸爬滚打多年。他脾气大，但很讲义气，帮街坊邻居们摆平了不少棘手的事情，所以在他家附近的几条街上，三宝也算是个人物。不过，一向强壮神武的三宝最近发现自己的血压高了，高压135mmHg，低压100mmHg，而且休息时心率达到每分钟90多次。虽然三宝的文化水平不高，但他并不愚昧，也很关注自己的健康状况，平时没事就通过各种渠道看医学科普知识，知道自己患了高血压，便立刻到医院就诊。

三宝的低压高，同时心率较快，这在医学上常常被称为血压高伴有交感兴奋的高血压类型，也是比较常见的一种高血压，多见于中青年高血压患者。血压高主要就是指低压高，交感兴奋就是心率较快，这种病态的形成原因，与中青年高血压病患的其他致病因素一致，治疗方式也与常见的中青年高血压患者的治疗方式一致。

儿童及青少年高血压

我在某网站发表的科普文章下面，曾有一位读者给我留言："张大夫，您好！我一直都在关注您的账号，特别希望您能写一写儿童和青少年高血压的相关科普，作为一名有几百万粉丝的大V（在互联网得到认证，获得众多粉丝的用户），您不能只写比较常见的老年高血压，也应该关注相对小众的高血压患者，并给大家科普一下相关知识。"

看完这条留言，我猜想，这位读者朋友家里应该有罹患高血压的孩子，否则通常很少有人会注意到这一类型的高血压。正如这位读者所说的，我不应该只针对大多数患者写科普文章，也应该对一些小众人群给予关注，将儿童及青少年高血压的相关知识传播给更多的人。

怎么定义儿童及青少年高血压呢？在我国，就是指 18 岁以下的人群所患的高血压。那么，对 18 岁以下的孩子，血压数值达到多少算是高血压呢？

严格来说，每个年龄段的儿童和青少年，根据其身高所对应的高血压诊断标准都不相同，这与成年人诊断高血压的方式是不一样的，并没有 140/90mmHg 这样一个固定的标准。儿童和青少年高血压的诊断，需要按照一份儿童年龄身高血压表格进行评估，普通人很难看懂这份表格。我教给大家一个简单的小公式，一看就懂：

男孩：高压上限 100+2×年龄，低压上限 65+ 年龄。

女孩：高压上限 100+1.5×年龄，低压上限 65+ 年龄。

如果你的孩子在 18 周岁以下，便不能用 140/90mmHg 这个标准来衡量孩子的血压高低，我建议你可以先按照上面的公式测算一下，如果数值超标，最好去医院咨询专业的医生。

很多人认为高血压是老年性疾病，青少年儿童患高血压的应该是极少数，即使有，很大可能也会是继发性高血压，原发性高血压应该不多。事实上，根据权威的学生体质与健康调研报告，我国中小学生高血压的平均发病率已经达到 14.5%，男孩更高一点，大约在 16.1%，女孩发病率大约为 12.9%。这个发病率并不低，在此，我也想提醒每一位家长，重视孩子的血压，尽早进行干预治疗，以免对孩子的身体造成更大的伤害。

• 留意这些致病原因

全国学生体质与健康调研报告显示，在我国的中小学生高血压患者中，继发性高血压患者是少数，大多数是原发性高血压，而导致孩子发生原发性高血压的主要原因是体重超重和肥胖。其他原因包括：父母患有高血压、早产、盐分摄入过多、睡眠不足和缺乏体力活动。

除此以外，儿童和青少年继发性高血压患者也不少见，临床上表现为血压升高明显，比较常见的病因包括肾脏疾病、肾动脉疾病、主动脉狭窄、内分泌疾病，或者孩子在吃的一些药物导致的继发性高血压。其中，肾脏疾病是最常见的导致儿童及青少年高血压的病因，父母们一定要特别注意。

• 不可逆的损伤

说到儿童及青少年高血压的危害，这是让万千父母都特别糟心的一个问题。实际上，30%—40% 的儿童和青少年高血压患者在被确诊的时候，危害就已经发生了。最常见的危害是心脏损伤，通常以左心室的变化最为明显。其他器官损害包括肾功能降低、大中动脉弹性降低、血管内膜增厚和眼底动脉硬化等。可以说，心、脑、肾等器官无一幸免。

这些都是儿童及青少年患高血压所造成的短期损伤，长期损伤则更让人恐惧。相关研究显示，大多数儿童及青少年高血压会延续至成年，最终演变为成年高血压。可以理解为，很多成年高血压是由儿童时期的高血压发展而来的。曾有研究指出，40% 的儿童及青少年高血压最终会发展为成年高血压，而这类患者成年后发生心脏病、脑梗死、肾脏疾病的概率更大。

健康是一辈子的事情，也是孩子成长道路上的基础保障，不管是短期危害还是长期危害，很多都是不可逆的。作为父母、家长，在重视孩子教育的同时，更应该随时关注孩子的健康状况，尽可能让孩子远离疾病的困扰。

• 检测和防治

我们国家最权威的《中国高血压防治指南》认为，在对 3 岁以上的儿童做每年一次的例行体检时，如果条件允许，应该同时测量血压，其血压指标应该和体格发育指标一样受到重视。

当自己的孩子被诊断为高血压后，家长的焦虑情绪可想而知。那么，在平时的生活中就应该做到以下两个方面：

第一，改善孩子的生活方式，这是患有高血压的儿童和青少年首先应该做的事情，具体包括：

（1）控制体重；

（2）增加运动，避免久坐；

（3）注意饮食多样性，控制能量摄入总量，减少摄入脂肪和含糖饮料，养成健康饮食习惯；

（4）避免精神紧张；

（5）保证充足的睡眠。

第二，必要时，进行药物治疗。主要是针对那些经过改善生活方式，仍旧不能控制血压的儿童及青少年高血压患者，或者首次确诊就是2级高血压患者的青少年儿童。

而针对青少年儿童高血压的药物治疗，原则是从小剂量、单一用药开始，并根据疗效调整治疗方案，必要时联合用药。

需要注意的是，目前没有适合儿童服用的沙坦类降压药。同时，以上介绍的是当前的药物情况，未来可能会有新的药物被用于青少年儿童高血压的治疗中。还是那句话，具体的药物治疗方案一定要在专业医生的指导下进行。

白大衣高血压

解博士突然给我打电话，他的口吻十分焦急："之瀛，我一到医院量血压，血压就高，回家后再量血压又变正常了，我这是得高血压了吗？"

解博士是我的同学，他很聪明，大学毕业后去了名校继续念研究生，直到博士毕业，之后又辗转去了美国，在那边工作了一段时间后，回国就职于一家省级三甲医院。在我看来，解博士可以说是标准的人生赢家了。但是，再完美的人，也有忧虑的事情。解博士心思缜密，这次在医院测血压，发现数值偏高，但回家一测又变正常了，他自己也很纳闷这是怎么回事。

其实，解博士经历的是高血压中的一种特殊类型，也就是医学上所说的"白大衣高血压"。白大衣高血压的表现很有意思，多出现在医疗机构中，其特点是患者的血压异常只发生在医院，离开医院后便会恢复正常。这种现象同样也会发生在医生身上，即使他们很熟悉医院的环境，而且这种情况发生的概率并不低。所以，白大衣高血压还会被称为

"诊室高血压""白大褂高血压"等。

在 20 世纪 40—50 年代，人们还不了解什么是白大衣高血压；到了 20 世纪 60—70 年代，随着动态血压技术的进步，人们逐渐观察到白大衣高血压这种病理现象；到了 20 世纪 80 年代，医学上第一次提出了白大衣高血压的概念。

白大衣高血压并不少见，欧美国家相关的权威报道认为，白大衣高血压占所有高血压患者的 15%—30%。如果按照这个比例推算，我国的白大衣高血压人群在 4000 万左右。而且，在白大衣高血压患者中，最为常见的就是女性和中老年患者。

• 怎么形成的?

导致白大衣高血压形成的原因比较多，主要有以下几个方面：

>>紧张，自己却不知道

这种情况，在医学上的定义是交感神经兴奋，从而引起血压随之升高，这个过程很快，甚至可以在 4 分钟内完成。通俗地说，就是一到医院就紧张，但是这种紧张通常不能被患者自己感知，所以会对自己的血压升高感到困惑，就像上文中提到的解博士。

>>神经系统反应

还有部分原因是患者的下丘脑－垂体－肾上腺过激反应，导致肾素－血管紧张素－醛固酮系统被激活，释放出一些可以升高血压的物质，从而导致血压升高。

>>精神压力大

这种情况较多出现在女性患者中，还有一部分年轻人，由于生活压力和工作压力较大，也会导致白大衣高血压的出现。

>>动脉老化

中老年人动脉老化，其相关的压力波反射增强导致白大衣高血压的产生。

>>血糖、血脂异常

相对来说，血糖、血脂异常的人发生白大衣高血压的概率也比较高。

• 身体的"警报"

很多人误以为白大衣高血压只会在医院发生，应该对身体没有危害。事实上，大部分的白大衣高血压最终会发展成持续性的高血压，而且有研究发现，白大衣高血压患者大约在确诊8年后，脑卒中（中风）的发病率会增高，这可能是白大衣高血压的延迟风险导致的。所以，我个人认为，白大衣高血压其实是"警报"，它在提醒你，应该关注自己的血压了。

如果患者仅处于白大衣高血压的阶段，其治疗方式与其他常见类型的高血压并没有太多的差别，首先要注意改变不良的生活方式，并做好血压监测，如果患者同时有糖尿病等心血管疾病的危险因素，则需配合治疗，改善血糖、血脂的情况并监测血压，而部分心、脑、肾等重要靶器官已经有轻微损伤的患者，要在专业医生的指导下使用可降低血压且能改善器官损伤的药物。

隐蔽性高血压

"张大夫，我看了您写的白大衣高血压的相关科普文章，心情很复杂，因为我的症状和白大衣高血压的正好相反。我是在医院测量血压都正常，回家再量血压就变高了。我这又是怎么回事呢？"一位患者朋友曾问过我这样一个问题。他的这种情况在医学界被称为"隐蔽性高血压"，或者叫"逆白大衣高血压""反白大衣高血压"，也是高血压的一种类型，同样需要大家关注并采取合适的方式治疗。

• 不易察觉的危害

　　隐蔽性高血压不太容易被发现，因为患者到医院测量血压是正常的，而且很多人没有任何症状，这可能会使患者高血压的情况持续发展，直到出现较为严重的症状，才引起患者的注意。隐蔽性高血压会带来心脏、肾脏、大脑等脏器的损伤，会导致左心室肥厚，冠心病的发病率升高，导致颈动脉斑块、肾脏损伤和脑卒中的发病率升高。也有越来越多的研究表明，隐蔽性高血压对心、脑、肾等脏器的损伤不比持续性高血压的损伤低，甚至会更大。

　　而导致隐蔽性高血压的危险因素与性别、年

龄、生活习惯等都有关系。有研究表明，隐蔽性高血压在男性中更加常见，女性的发病率低于男性。而在高血压患者中，年轻人发生隐蔽性高血压的发病率更高，儿童和青少年发生隐蔽性高血压的概率也更大。

与其他类型的高血压一样，不良的生活方式，比如吸烟、喝酒，都会让发病的概率显著增加，过量饮酒是重要的危险因素之一，虽然很多人饮酒后血压会有所下降，但是长期来看，这些人的血压还是在不断增长的。

体重超标、肥胖，也是年轻人发生隐蔽性高血压的重要原因。

另外一个容易被忽视的原因是打呼噜，平时有打呼噜习惯的人，容易出现隐蔽性高血压，而隐蔽性高血压会加重其脏器损伤。

· 识别狡猾的疾病

正确认识隐蔽性高血压，就要知道它的概念和诊断标准。即便在医院检测时血压是正常的，都要养成在家测量血压的习惯，一旦显示血压 ≥ 135/85mmHg，就要怀疑是否存在隐蔽性高血压的可能性。可以多测几次，完善 24 小时的动态血压监测。

如果确诊为隐蔽性高血压，那么和其他类型的高血压一样，首先要通过改变生活方式来改善血压，必要时，要在专业医生的指导下服用降压药物。

清晨高血压

老陈是我的一个病人，他日常注重保养，很关注自己的身体情况。大约一个月前，老陈给我打电话，他说最近他发现他的血压总是早晨高，其他时间相对较好，他问我这是怎么回事？我对他说："这是清晨高血压，应该调整一下降压药的用法和用量，尽量把血压控制好。"

清晨高血压指的是起床后两小时左右，或者早晨6：00—8：00（北京时间）这个时段，如果家庭自测血压超过135/85mmHg、医疗机构测量超过140/90mmHg，就可以被诊断为清晨高血压。

目前的主流医学界认为，清晨高血压是人们早晨起床后，交感神经激活造成的，也可能与气温过低有关，还有研究显示，星期一早晨的血压明显高于其他工作日和周末早晨的血压。同时，这种早晨血压升高的情况也有季节性，一般来说，冬、春两季明显高于夏、秋两季。

而且，早晨血压升高与摄入盐分过多也有关。这也提醒大家，想要让早晨的血压升高得到有效控制，要尽量改善生活方式，同时要使用长效的降压药。

· 危险的清晨

有经验的心内科医生都知道，清晨时段是最危险的"死亡时间点"。在这个时段，120急救车送过来的心梗、脑梗死的病人比较多，医生们通常也不能休息，所以，无论是医生还是患者，大家都惧怕清晨这个时段。医学界有多项研究显示，缺血性脑卒中和心肌梗死这两种比较危急的心脑血管疾病，常常发生在清晨，这类患者的血压也往往是清晨升高。这种现象也提示，清晨时段血压的异常增高可能与心脑血管疾病的发生有一定的相关性。

2003年，日本学者Kario首次阐述了清晨高血压和心脑血管疾病之间的关系，他认为清晨血压升高与脑卒中具有明确的相关性。后期很多研究也都显示，如果符合清晨血压升高的特点，即便是其 24 小时内的血压达标，患者的心脑血管疾病发病率也会随之升高。后来著名的 HONEST 试验也发现，清晨血压升高的患者，发生心梗和脑梗死的风险，是清晨血压正常人群的好几倍。

总之，清晨血压升高会增加心脑血管疾病的发病率，大家一定要重视清晨的血压。

• 治疗的原则

治疗清晨高血压，要注意以下四点:

>>使用长效降压药

半衰期超过 24 小时的降压药对清晨高血压的治疗优势明显。到目前为止，主流医学推荐的五大类降压药中，常用的培哚普利、替米沙坦、比索洛尔、氨氯地平都是控制时间超过 24 小时的长效降压药。还有一些短效药物，做成控释片、缓释片，也可以起到长效降压的作用，可能对清晨高血压的控制效果更好。

>>降压药足剂量

无论是使用单种药物，还是联合用药，足剂量用药，不仅有助于全天 24 小时血压的控制，还有助于清晨高血压的控制。但在此也要提醒各位老年高血压患者，使用降压药时要注意循序渐进，遵从医嘱，不要自己擅自加量。

>>联合用药

有研究显示，和单种药物降压相比，联合使用降压药控制清晨高血压的效果更加明显。

>>调整服药时间或者增加用药频次

主要是针对中短效降压药的使用。比如，对一些血压控制时间达不到 24 小时的降压药来说，在没有夜间低血压的情况下，晚上服用更加有利于清晨高血压的控制。

H 型高血压

住我家隔壁的李大娘昨天问了我一个问题：

"张大夫，我看了您的一篇文章，说同型半胱氨酸超过 10 的高血压就是 H 型高血压，这种高血压容易导致脑梗死，这是真的吗？"

这个问题，也有很多患者问过我。

H 型高血压，是指高血压患者同时伴有同型半胱氨酸升高。同型半胱氨酸是一个需要抽血化验的指标，它反映的是人体对叶酸的代谢情况。如果患者血液中的同型半胱氨酸超过 10μmol/L，就可以诊断为 H 型高血压。H 型是高血压患者中最常见的一个类型，危害也极大。现在医疗条件改善了，建议大家都查一下同型半胱氨酸的指标，尤其是原发性高血压患者，因为它与 H 型高血压息息相关。

众所周知，在我国，脑血管疾病的发病率很

高，尤其是脑卒中，而 H 型高血压的巨大危害就是增加脑卒中的发病率。有数据显示，H 型高血压患者的脑卒中发病率比普通高血压患者高 3—5 倍。

•H 型高血压如何治疗？

H 型高血压的治疗没有什么玄妙的，很多人可能也都知道，就是补充叶酸。

相关研究显示，每天的叶酸补充剂量在 0.2、0.4、0.8、2.0、5.0mg 的情况下，同型半胱氨酸水平分别下降 13%、20%、23%、23%、25%。通过这组数据可以看出，每天吃 0.8mg 叶酸相对来说是比较好的选择。当然，这并不是说 0.8mg 的叶酸补充量绝对适合所有人，临床医生有时候也会让患者口服更大剂量的叶酸，但要看具体情况，而且要在专业医生的指导下进行。

目前，在我国已经批准上市的叶酸中，有

5.0mg 的叶酸片、0.4mg 的叶酸片、依那普利叶酸片和复合维生素四种，复合维生素里一般都会添加叶酸，通常的添加剂量为 0.2mg、0.4mg 或 0.8mg，如果是预防和治疗 H 型高血压，大家可以选择添加 0.8mg 叶酸的复合维生素。

一般来说，以上几种叶酸片都是治疗高血压的常用类型，大家可以根据自己的情况，在医生的指导下使用，同时要注意复查同型半胱氨酸。

那么，可能又有患者会问了："我是 H 型高血压，那我吃了叶酸就一定能把同型半胱氨酸降下来吗？"我要告诉你，这还真的不一定。如果高血压患者在补充叶酸后，仍旧不能把同型半胱氨酸降低至正常水平，就可以考虑在专业医生的指导下同时补充维生素 B_6 和 B_{12}，因为人体缺乏这两种物质也会出现同型半胱氨酸升高。当然，具体情况要遵从医生的医嘱。

• 叶酸的作用

叶酸是一种水溶性维生素，也是人体细胞生长和繁殖必需的物质。现今医学界通常使用叶酸来治疗三类疾病：

•H 型高血压；

•由叶酸缺乏引起的贫血；

•作为孕妇的营养素补充剂，用来预防新生儿神经管缺陷。

>>叶酸在人体内如何代谢？

叶酸进入人体后，主要以还原型在空肠近端被吸收，从空肠到结肠都可以吸收。通过降解，约有 62% 叶酸通过尿液排出，约 38% 则通过粪便排出。

>>叶酸缺乏有哪些危害？

叶酸缺乏一般要历经以下几个阶段：膳食叶

酸摄入不足→血清叶酸水平下降→血清同型半胱氨酸水平升高。现阶段，通常会通过检查同型半胱氨酸水平，来间接评价患者是否需要补充叶酸。

叶酸缺乏会导致贫血和胎儿畸形。而叶酸缺乏、同型半胱氨酸升高还被认为是动脉粥样硬化和心血管疾病的独立危险因素。很多研究显示，同型半胱氨酸水平升高可导致冠状动脉和降主动脉钙化加重。流行病学研究还显示，当同型半胱氨酸水平 ≥ 16μmol/L 时，心血管疾病发生风险会明显增加，每降低 25% 的同型半胱氨酸水平，就可以降低 11% 的冠心病发生风险和 19% 的脑卒中发生风险。

>>同型半胱氨酸多高算是异常？

不同种族、不同性别的人群，血清同型半胱氨酸水平也不相同。美国疾病预防控制中心推荐将"同型半胱氨酸水平 > 13μmol/L"作为判定叶酸功能性缺乏的非特异性指标；美国心脏协会在《缺血性脑卒中和短暂性脑缺血发作预防指南》中将"同型半胱氨酸水平＞10μmol/L"作为高同型半胱氨酸血症的诊断标准；我国《H型高血压诊断与治疗专家共识》（2020版）则将"高血压伴同型半胱氨酸≥10μmol/L"认定为同型半胱氨酸升高；《中国高血压防治指南》将高同型半胱氨酸血症的诊断标准修订为同型半胱氨酸水平≥15μmol/L。

说到这里大家可能觉得挺迷惑，这么多指南，到底听谁的呢？其实这好解决，如果你的同型半胱氨酸水平≥15μmol/L，那你就可以考虑补充叶酸；如果你的同型半胱氨酸水平在10－15μmol/L之间，可以注意多吃富含叶酸的食物，也可以在医生的指导下补充叶酸；如果你的同型半胱氨酸水平在10μmol/L以下，可以认定为正常。

>>哪些食物富含叶酸？

对于叶酸缺乏的人，首先应该通过平衡膳食改善叶酸营养状况。一般认为，绿叶蔬菜、豆制品、动物肝脏、瘦肉、蛋类等都是富含叶酸的食物，比如藜麦、干大豆、杂豆、腐竹、菠菜、茴香、苋菜、动物肝脏、瘦肉、鸭蛋等，但是其中某些食物胆固醇含量较高，不要过量食用。

虽然天然食物中的叶酸相对天然无害更安全，但是因为其结构不稳定（食物加工过程中容易被破坏），生物利用率也比较低，且其在人体内的吸收利用还受药物、酒精等常见饮食因素的影响，导致很多人的叶酸摄入量和吸收率都不足。

同时还应该特别指出，由于食物中含有的叶酸很不稳定，在采收、储存、加工和烹饪过程中，有些食物中一半以上的叶酸都会丢失或者活性降低。因为叶酸是一种水溶性维生素，普通的水煮也会让食物中的叶酸丢失，而且我们的饮食文化中，烹饪方式多种多样，通过煎炒烹炸，叶酸大量流失。所以，很多中国人缺失叶酸的主要原因是长期以来的饮食习惯和烹饪习惯。

而人类早在1945年就成功合成了叶酸。人工合成的叶酸极其稳定，不易变质，容易被人体吸收。所以，现阶段看，对于很多同型半胱氨酸升高的人来说，服用叶酸制剂要比单靠膳食补充叶酸靠谱得多。

>>哪些人应该注意补充叶酸?

•中国北方地区人群；

•贫困农村人群；

•孕妇及哺乳期女性；

•有饮酒习惯的人群；

•H型高血压患者；

•叶酸代谢基因变异人群。

• 如何补充叶酸？

对于普通人来说，每天补充的叶酸剂量控制在 0.4—1.0mg 就可以，所以我们一般建议患者平时每天补充叶酸 0.8mg。

有一些同型半胱氨酸水平较高的患者，每天补充 0.8mg 叶酸片，但数值依然无法降至正常水平，是因为叶酸的代谢通路出现了基因突变，影响了叶酸的吸收和代谢，从而导致同型半胱氨酸水平升高。针对这种情况，每日补充 0.8mg 叶酸，效果可能不会太好，可以考虑每日增补叶酸，同时增补维生素B_6和B_{12}（需要在专业医生的指导下，切勿自行调药），这样可以让血液中的同型半胱氨酸水平进一步降低 25% 左右。

目前，很多国人对于补充叶酸这件事还是认识不足，其实科学有效地补充叶酸，对心脑血管疾病的控制是非常有利的。希望更多的人能够正确认识叶酸的作用，科学地补充叶酸，从而大幅降低心脑血管疾病的发病率。

夜间高血压

李大爷平时的血压管理都不错，自己一直测血压都还好，但前些天却发生了脑梗死。李大爷很纳闷："我平时血压控制得挺好的，怎么还是发生了脑梗死呢？"后来，我看了李大爷住院期间的 24 小时血压监测结果，发现李大爷白天的血压控制得是不错，但他忽略了夜间的血压控制，这可能就是导致李大爷发生脑梗死的重要原因。

很多高血压患者，即使是日间血压控制得比较稳定，但仍然存在残余风险，千万不能忽视夜间的血压控制。

• 什么是夜间高血压？

普通人如果夜间血压 ≥ 120/70mmHg,

即可以被诊断为夜间高血压。正在吃降压药的高血压患者，如果清晨时在诊室或者家庭测量血压 < 130/80mmHg，但是夜间血压 ≥ 120/70mmHg，也要注意对夜间血压进行控制。

有人可能会说："晚上我都睡着了，怎么量血压呀？"目前有两种方法可以帮助你完成夜间血压的测量，一种是 24 小时动态血压测量，这是比较常用的方法，就是去医院佩戴一个动态血压的盒子，24 小时后会出一份报告，这样医生就能了解你的夜间血压。另一种方法是借助近年出现的可以自动测量夜间血压的家庭血压监测系统。

• 成因与治疗

研究表明，夜间高血压与交感神经兴奋、血管阻力增高、动脉僵硬度增加、高盐饮食、脏器损伤等因素都有一定的关系。同时，衰老、压力大、肥胖、糖尿病、打呼噜和失眠等因素也可能导致夜间高血压的发生。

治疗夜间高血压，首先要了解致病原因，然后给予相应的治疗方案。比如，有人是因为高盐饮食而导致夜间高血压，那就需要调节饮食，减少盐的摄入量，必要时使用利尿剂治疗；如果是因为血管僵硬度升高导致夜间高血压，那就需要口服地平类降压药进行治疗；严重打呼噜导致夜间高血压的患者，则要先把打呼噜的毛病治好。

总而言之，高血压患者除了要注意自己白天的血压水平，也要关注自己夜间的血压状况，及时检查自己是否患有夜间高血压，如果有，请及时进行正规治疗，以免产生脑卒中等严重后果。

妊娠高血压

曾经有一位知名的女演员找我看病，她当时

38 岁,事业有成,正在备孕,但是她年龄大了,平时就有高血压,担心怀孕后高血压的问题变严重,而孕期不能随意吃药,于是到医院来寻求治疗方案。

我告诉她,以她当时的情况,妊娠后血压还会增高的,确实要在妊娠期间严密观测血压。这就是我们下面要说的妊娠高血压,妊娠高血压指的是女性妊娠 20 周后出现的高血压,其血压通常在分娩后 12 周内恢复正常,一般不会伴有蛋白尿。这种情况常见于高龄产妇和少数年轻产妇。

• 妊娠期高血压怎么治?

一旦出现妊娠高血压,人们最关心的问题就是孕妇血压多高时应该吃药。根据最新的高血压防治指南,一般建议血压≥ 150/100mmHg 时就要启动药物治疗,治疗的目标值为 150/100mmHg 以下。如果患者的病情较轻,没有靶器官损伤,可以考虑在患者血压达到 160/110mmHg 以上时，再考虑启动降压药物治疗。

但是，我要提醒各位孕妇患者，一定不要把血压降低到 130/80mmHg 以下，以免影响胎儿胎盘血流灌注。

对妊娠高血压患者来说，常用的口服降压药物有拉贝洛尔、甲基多巴、硝苯地平。在此，我特别提醒大家注意：普利类降压药和沙坦类降压药，不但孕妇不能用，在备孕期的女性，也尽量不要使用这两类药物来控制血压。还要注意，硫酸镁是治疗先兆子痫的药物，不能作为降压药使用。

• 如何正确应对妊娠高血压？

首先，慢性高血压患者要做好充分的孕前评估，了解自己血压升高的原因和程度。治疗措施以改善生活方式和非药物干预为主，据我的临床经验看，部分妊娠高血压患者在调整生活节奏，并将每天的食盐摄入量控制到 6g 以内后，她的血压可以降低到 150/100mmHg 以内，从而缩短妊娠过程中的药物使用时间，以及减少药物使用量。其次，平时血压在 160/110mmHg 以上的患者，在血压没有得到良好控制的情况下，不建议受孕，以免后期产生更多严重的后果。

正在备孕和已经受孕的准妈妈们，如果自己的血压有问题，一定要了解以上关于妊娠高血压的知识，并做好相应的准备。

肥胖相关性高血压

我下班坐地铁回家，旁边坐了个胖胖的小伙子，不知道在跟谁打电话，他说发现自己的血压升高了，不知道该怎么办。说实话，我挺想提醒他几句话的，但他一直在打电话，我直到下车也没有机会跟他搭话。既然没能提醒这个小伙子，那我就提醒大家吧。

就我的观察，我觉得这个小伙子很可能是"肥胖相关性高血压"，因为他就是肚子大、脖子粗的典型肥胖体型，我目测他的腹围肯定超过了90cm，他的身体质量指数（BMI）应该也超过了28kg/m^2。如果排除继发性高血压的可能，那他就可以被诊断为肥胖相关性高血压了。

• 如何判断自己是否为肥胖相关性高血压？

肥胖是否会引起高血压？这个问题很多人都问过我。我可以明确地告诉大家：肥胖肯定会引起血压升高。这已经被很多临床研究证实了。那么，如何判断自己是不是肥胖相关性高血压呢？

第一，确定你是否肥胖。测量脂肪分布及含量是诊断肥胖的"金标准"，但是由于成本太高，且不易操作，不能广泛应用。所以，我们一般会使用最简单的 BMI 和腰围来评估肥胖。通常来说，肥胖的诊断切点为 BMI ≥ 28kg/m² 或男性腰围 ≥ 90cm, 女性腰围 ≥ 85cm。

第二, 确定你是否被诊断为高血压。肥胖相关性高血压的诊断标准还是推荐为 140/90mmHg, 这与大众对高血压诊断标准的认知一致。

第三, 排除继发性高血压的可能。对一些年纪较轻、血压升高较明显且药物治疗效果不好的患者, 要特别注意排除继发性高血压的可能。可能有些患者的肥胖、高血压都与继发性疾病有关, 比如库欣综合征。

如果你通过以上标准初步诊断自己可能是肥胖相关性高血压, 那就要重视并采取相应的措施去治疗了。

• 减肥能不能降血压?

肥胖是高血压的危险因素之一。上海市高血压研究所发表的相关资料显示: 通过对 2274 例高血压患者进行研究，发现这些高血压患者中有超重和肥胖问题的人比例高达到76.2%。而涉及更多高血压群体的中国24万成年人横断面调查资料汇总显示，肥胖人群中大约90%以上患有代谢类疾病，比如高血压、糖尿病、高脂血症、高尿酸血症等。

很多人会想：对肥胖相关性高血压患者来说，如果减肥成功，血压是不是就可以降下来？我先明确地回答这个问题：对肥胖相关性高血压患者来说，有效减肥肯定有助于血压的控制，这是毋庸置疑的事实。体重降低5%，就可以让各项代谢指标变好，包括血压、血脂、血糖。一般来说，减肥效果越明显，血压的改善也越明显。也有研究显示，体重下降5%，高压可以降低3mmHg，低压可以降低2mmHg。中等强度的有氧运动不但有助于减轻体重，还可以使高压平均值降低 3.84mmHg，低压平均值降低 2.58mmHg。

• 自律带来健康

想要有效减肥，除了适量运动之外，还必须注意改善自己的饮食方式，严格控制盐摄入量，控制碳水化合物含量较高（比如米和面）的食物摄入量。多吃水果蔬菜，有助于钾元素的摄入，帮助降低血压。同时，严格控制酒精的摄入量。在血压平稳的情况下，进行中等强度的运动，一周 5 天，每天 30 分钟。这些是降血压和控制体重非常有效的办法。

改善生活方式是一个长期的过程，很多人在坚持一段时间血压得到有效控制后，便有所懈怠，认为可以回到原来不健康的生活方式，这样极有可能使高血压出现反复，给身体造成更大的伤害。所以，建议广大的肥胖相关性高血压患者，一定要有一颗恒心，为了自己，也为了家人，坚持做出改变。

• 怎么用药？

对肥胖相关性高血压患者来说，如果有适应证的话，各种类型的降压药都是可以吃的。但也有一些特殊的注意事项：

>>普利类降压药和沙坦类降压药

肥胖相关性高血压患者往往存在肾素－血管紧张素－醛固酮系统的激活，这类患者只要没有禁忌证，适合使用普利类和沙坦类药物。这两类药物在降低血压的同时，还能改善胰岛素抵抗，改善糖代谢，减轻肥胖带来的更多损伤。

>>地平类药物

地平类降压药是最常用的降压药物，它对糖脂代谢基本上没有不良影响。只要没有禁忌证，地平类药物是使用最广泛的一种降压药。

>>利尿剂

盐摄入量较多的患者，建议使用利尿剂降血压，效果比较好，但要注意尿酸升高、低血钾和血糖血脂代谢的问题。

>>β受体阻滞剂

我不太建议肥胖相关性高血压患者使用倍他乐克和比索洛尔，一般会建议使用卡维地洛、阿罗洛尔等α／β受体双重阻滞剂，因为这两种药对血糖、血脂代谢的影响比较小，更适合肥胖高血压患者。

难治性高血压

"张大夫，我这个高血压，都吃了四种降压药了，血压还是一直降不下来。继发性高血压也排除了，我这到底是哪种类型的高血压啊，血压这么难降下来！"李大哥一见到我就情绪激动地诉苦。

其实，李大哥这种类型的高血压在临床上是常见的，医学界称之为难治性高血压。难治性高血压是指患者已经吃了三种或者三种以上的降压药，其中甚至包括利尿剂，但降压效果仍然不理想。这个"不理想"是指：普通高血压患者的血压不能降低至 140/90mmHg 以下，肾病和糖尿病患者的血压不能降低至 130/80mmHg 以下，老年单纯收缩高血压患者不能把高压降低至 160mmHg 以下。

那么，排除继发性高血压的可能性之后，还有什么原因可能会导致高血压比较难治呢？

（1）患者没有按时服用降压药；

（2）降压药选择不当，可能是组合不合理，或者剂量不足；

（3）吃降压药的同时，正在吃拮抗降压药的药物，比如非甾体抗炎药、避孕药、环孢素、抗抑郁药、可卡因和某些中药（甘草、麻黄等）；

（4）生活方式不健康，如肥胖、摄入盐过多、酗酒等。

• 如何治疗?

对于难治性高血压，可以从以下几个方面来预防、改善和治疗：

>>控制盐摄入量

改善生活方式是所有高血压患者都需要做的，这里要特别强调的是，严格控制盐摄入量，每日食盐量应该少于6g，化验指标上，每24小时尿钠排泄应该小于100mmol/day。

>>组合降压药

多使用三种及三种以上的降压药，一般采

用地平类降压药＋利尿剂＋沙坦或者普利类降压药的经典组合方案，特殊情况下还可以加用小剂量醛固酮拮抗剂（螺内酯 20—40mg/d）。对夜间血压增高的患者，可在医生的指导下睡前再服用一次降压药，比较好的推荐是普利类或沙坦类降压药。存在夜间高血压的老年男性，还可以考虑在医生的指导下睡前服用 α 受体阻滞剂，比如特拉唑嗪。

>>手术疗法

这些年来，针对高血压的手术治疗，主要是去肾神经手术，这是一种新兴的高血压治疗方案，通过阻断肾脏神经来达到降压的作用。但是，这种手术在针对难治性高血压的疗效和安全性方面仍然需要进一步观察。

盐敏感性高血压

最近，我刚参加了高血压学术会议，这是中国高血压领域每年一度的盛会，基本上全国所有的高血压专家都会参加。在这场专家云集的会议上，我再次听到一位高血压专家聊起"盐敏感性高血压"。说来也巧，我在会议结束后回家的路上，正好有一位粉丝朋友在手机上问我相关的问题。那么，什么是盐敏感性高血压呢？

首先，盐是人体必需的营养物质，钠盐在人体正常的生理活动中起着重要的作用。比如，可以维持人体电解质和酸碱平衡，保持渗透压和血容量稳定，同时还影响细胞电活动以及血压。但不同的人对食盐的敏感性不同，近百年来，大量的流行病学研究也都认识到吃盐和高血压之间的联系。由此，人们也逐渐对盐敏感性高血压有了更加深刻的认识。

盐敏感性高血压是指患者的血压会随着食盐摄入量的增加而升高，当患者的食盐摄入量减少后，血压就会随之下降，平均血压变化至少在10%左右。更通俗地说，盐敏感性高血压就是一种与食盐密切相关的高血压。

• 食盐摄入量很重要

世界卫生组织和欧洲医学界认为，每人每天的食盐摄入量应不超过5g，而中国、美国、日本的官方指南是：每人每天食盐摄入量不超过6g。目前我们国家人均每天的食盐摄入量是12g，北方地区的居民可能达到18g，甚至更高。

现阶段，检测食盐摄入量较为常用且权威的方法是24小时尿钠法。如果24小时尿钠 < 100mmol/day，说明你每天的盐摄入量不超过6g，是正常标准；如果24小时尿钠在100—200mmol/day之间，说明你每天的盐摄入量

是 在 6—12g，已 超 标；如 果 24 小 时 尿 钠 ＞
200mmol/day，则说明你每天的盐摄入量超过了
12g，是高盐饮食，需要进行适度控制。

对高血压患者来说，每天的盐摄入量要严格
控制。建议老年高血压患者、肥胖相关性高血压
患者、难治性高血压患者、有过妊娠高血压的女
性、有心脑血管疾病家族史的高血压患者、北方
地区吃某一类降压药而血压未达标的高血压患者，
都去医院去筛查一下自己的食盐摄入量。

当然，如果你是体位性低血压患者，或者你
平时从事重体力活动，出汗比较多，那可以适当
多补充一些盐。但是，对绝大多数普通人来说，
如果你没有从事太多的户外活动或体力劳动，一
定要减少盐摄入量。

• 如何用药？

治疗盐敏感性高血压，除了低盐饮食外，还

有一部分人需要服用降压药。在五大类降压药中，地平类降压药有助于对抗盐介导的细胞内离子改变和升压反应，还有降低肾血管阻力、促进排钠、利尿的作用，且它的降压效果也比较好。此外，对盐敏感性高血压患者来说，利尿剂是一个十分对症的选择，是标配药物。沙坦类和普利类降压药，有助于阻断肾素－血管紧张素－醛固酮系统的激活，配合利尿剂使用降压效果更好。沙坦类或者普利类降压药配合利尿剂的使用，不仅降压效果好，还能有效避免互相的副作用。

第五章

可怕的高血压并发症

Tips

并发症危害极大，减少并发症从控制血压开始

我们都知道，高血压是一种全身性的病，如果高血压长期未得到有效控制，会出现诸多并发症。如果患者有其他心血管类疾病，也会导致高血压。接下来，我就带大家了解一下，高血压患者合并其他疾病时，应该怎么办。

高血压合并糖尿病

现代社会，有很多人同时罹患高血压和糖尿病，他们大都关心两个问题：血压如何控制？血糖要控制到多少？

一般而言，对大部分患者来说，糖化血红蛋白要控制在 < 7% 的范围；空腹血糖，一般建议控制在 4.4—7.0mmol/L 之间；餐后 2 小时血糖或者任意时间血糖，则建议控制在 10.0mmol/L 以下。

需要特别提醒的是，对那些容易发生低血糖、病程长、合并症多、难以监测血糖的老年患者，血糖的控制目标可以适当放宽，也就是可以稍高一点，这样能为预防低血糖留出安全空间，基本原则就是不发生低血糖和糖尿病酮症酸中毒等急症。

• 高血压合并糖尿病的患者，怎样治疗效果好？

最新的高血压防治指南建议：高血压合并糖尿病患者，最好把血压控制到130/80mmHg以下，对老龄患者或者冠心病患者，可以适当放宽血压控制指标至140/90mmHg，主要是为了保证脏器的血流灌注。

对糖尿病患者而言，如果高压在130—139mmHg，低压在80—89mmHg，可以考虑首先改善生活方式三个月，实在不行再吃降压药。对起始血压在140/90mmHg以上的患者来说，需要在改善生活方式的同时服用药物。

普利类和沙坦类降压药是高血压合并糖尿病患者的首选用药，只要没有禁忌证，可以尽量使用这两类药物；地平类药物对血糖没有影响，患者也可以放心使用；而利尿剂和倍他乐克可能会导致血糖升高，如果使用这两类药物，一定要在医生的指导下使用。

• 生活方式要改善

高血压合并糖尿病患者，饮食中要注意控制总热量，碳水化合物的占比最好控制在总热量的55%左右，蛋白质占比不超过总热量的15%，还要减少饱和脂肪酸的摄入。要尽可能地把体重控制在正常范围以内，BMI不要超过24。在总热量不变的情况下，尽量少食多餐。

在病情稳定的情况下，可以保持适量、恒久、个体化的运动方案，比如每周运动5次，每天坚持做中等强度运动 30 分钟，像步行、游泳等。如果做高强度运动，一定要注意在专业人士的指导下进行，避免发生低血糖。接受胰岛素治疗的患者，要进行有规律的生活，进餐和运动都要定时定量。

高血压合并高脂血症

如果高血压患者的血脂总胆固醇 ≥ 5.2mmol/L，低密度脂蛋白 ≥ 3.4mmol/L，高密度脂蛋白 ≤ 1.0mmol/L，那就可以被确诊为高血压合并高脂血症了。

高血压合并高脂血症的危害在于，这两种病同时出现在一个人身上时，患者的身体可能不会立刻发生严重损伤，但若长期不加以控制，便可能引发冠心病、脑梗死等常见心脑血管疾病。如果再加上其他危险因素，或者高血压患者的危险分层为高危，便更易发生严重的脏器损伤。

怎么确定自己是不是高危的高血压患者呢？请记住以下几个判断方法：合并有糖尿病的高血压患者，合并有冠心病、脑梗死等心脑血管疾病的高血压患者，都属于高危的高血压人群，这些人很可能需要服用他汀类药物，他们的低密度脂蛋白要降低到 1.8mmol/L 以下，因为低密度脂蛋白数值过高，是导致心脑血管疾病的重要因素。

其他危险因素包括：

（1）年龄（男性＞ 55 岁，女性＞ 65 岁）；

（2）吸烟和被动吸烟；

（3）肥胖；

（4）糖耐量受损；

（5）血脂异常；

（6）早发心血管病家族史；

（7）同型半胱氨酸升高（＞ 15μmol/L）。

对 50 岁—69 岁的高血压患者来说，如果自己占了上述危险因素中的三项及以上，便很可能是高危人群，也需要服用他汀类药物，并且，至少要将低密度脂蛋白降低到 2.6mmol/L 以下。

对血脂异常的高血压患者，尤其是低密度脂蛋白升高的患者来说，口服他汀类降脂药是现阶段最常用的药物治疗方法。但有些高血压患者单吃常规剂量的他汀类药物并不能让低密度脂蛋白达标，这种情况下，我不建议继续增加他汀类药物的剂量。我推荐的治疗方案是：常规剂量的他汀类药物配合依折麦布片，具体的剂量需遵医嘱。

高血压合并房颤

众所周知，高血压是发生房颤的重要危险因素。患者之所以容易出现房颤，是因为长期的高血压容易导致左心房增大、室间隔增厚、心功能受损。同时，高血压和房颤还有一个共同的并发症，就是脑卒中。那么，应该如何预防呢？

通常，医生会给所有高血压合并脑卒中的患者做危险因素的综合评估，比如用 CHADS2 或者 CHA2DS2-VASC 评分进行评估，同时还要进行出血风险评估。

对血栓栓塞风险较高的患者，或者是出血风险不高、CHADS2 评分 ≥ 2 分的患者，都可以考虑启动抗凝治疗来预防脑卒中的发生。现阶段，我国最常见的抗凝治疗方案仍旧是口服抗凝药——华法林。除此之外，一些新型的抗凝药也逐渐出现在大家的视野中，比如达比加群和利伐沙班。这些药在保证抗凝作用的同时，能降低出血的发生率，减少患者回医院复查的次数，也被越来越多的医生使用。

需要特别提醒大家注意的是，由于房颤患者

的心律不规整，测量血压的时候很容易出现误差，所以，高血压合并房颤患者测量血压时要测3次，然后取平均值。

高血压合并心衰

这些年心血管疾病高发，临床上出现了很多高血压合并心力衰竭的患者。很多这类患者的心脏彩超都提示心脏射血分数有所降低，也就表明他们有心衰的迹象，那么，这类患者应该如何降低血压呢？

建议还是以口服降压药为主，首选药物有三种：普利类药物（不耐受的可以改成沙坦类药物）、倍他乐克为代表的β受体阻滞剂、螺内酯为代表的醛固酮受体拮抗剂。这三种药物在明显改善患者血压的同时，能大幅度提升患者的生存率和预后。此外，这些年比较引人关注的沙库巴曲缬沙坦，也有降压作用，但患者在使用过程中需要监测血压。

对高血压合并心衰患者来说，利尿剂也是常用药物，但要注意复查电解质。

如果使用以上药物，仍旧不能把心衰患者的血压控制好，可以考虑增加氨氯地平或非洛地平。需要注意的是，不推荐使用地尔硫卓和维拉帕米这两类药物。

心衰的高血压患者，降压目标的第一步是先降低至 140/90mmHg 以下，如果患者耐受，降至 130/80mmHg 会更好。

高血压合并脑血管疾病

高血压患者最常见的并发症是脑血管疾病。如果血压长期不能得到有效控制，会使动脉血管内膜损伤、增生、增厚，同时伴有脂质蓄积，从而使管腔面积受损，简单来说就是会导致血管狭窄，这也是动脉粥样斑块形成的病理基础。高血压通过引起动脉系统血管粥样硬化性改变，从而导致患者发生冠心病、脑梗死等心脑血管疾病。

高血压伴有脑卒中的患者常以脑动脉硬化为主要血管结构改变，所以，抗动脉硬化治疗的主要方法就是把血压管理好，尽量选择以下几类长效降压药：

• 地平类降压药

对高血压合并脑血管疾病的患者，可以优先考虑使用地平类降压药。因为地平类降压药可以部分进入血－脑脊液屏障，减少脑缺血后的钙超载，能对脑细胞加以保护。尤其是几种长效地平类降压药，都有利于平稳降压、减少血压波动，只要没有禁忌证，都是比较适合该类患者服用的药物。

• 普利类降压药和沙坦类降压药

这两类药可以减少肾素－血管紧张素－醛固酮系统的激活，减少脑血管组织结构病变，有利于减少脑卒中患者发生再次卒中的概率，还有助于心脏和肾脏的保护。

临床诊断中，我通常让这类患者使用普利类降压药＋地平类降压药，或者沙坦类降压药＋地平类降压药这两种组合方式来进行降压治疗。当然，还是那句话，因为存在个体差异，具体的用药方案还是需要专业医生的指导。

第六章

怎样用药才有效？

Tips

个体差异客观存在，
切不可自行调药

　　对所有高血压患者来说，必要时都要启动药物进行降压治疗，在目前的临床中，治疗高血压的药物主要有五大类，即地平类降压药、普利类降压药、沙坦类降压药、利尿剂、β 受体阻滞剂。那这几类降压药要怎样使用才有效呢？我们特意制作了几个表格，便于大家迅速找到最适合的药物。

	优势	适用人群	禁用人群	注意事项
沙坦类降压药	1.保护血管 2.预防左心室肥大 3.预防心力衰竭 4.保护肾脏 5.改善胰岛素抵抗	高血压伴有心室肥厚、心力衰竭、糖尿病、肾病、冠心病、代谢综合征、微量蛋白尿的患者，以及吃普利类药物会咳嗽的患者	1.孕妇 2.双肾动脉狭窄患者 3.高钾血症患者 4.严重肾功能衰竭患者	1.慢性肾脏疾病患者慎用，注意监测肾功能 2.单侧肾动脉狭窄患者要注意监测肾功能 3.冠心病患者，尤其是急性冠脉综合征患者，要注意从小剂量开始使用 4.避免和普利类药物同时使用

普利类降压药	分类		适用人群	优势	劣势	注意事项	不良反应
	按代谢途径分类	肝肾双通道代谢：福辛普利、群多普利	1.高血压合并左心室肥厚和有心肌梗死病史的患者 2.高血压合并左心室功能不全的患者 3.高血压合并代谢综合征、糖尿病肾病、慢性肾功能不全、蛋白尿和微量白蛋白尿的患者 4.高血压合并动脉粥样硬化和冠心病的患者	1.降压效果好 2.被广泛应用于冠心病和心力衰竭	降压的同时容易引发干咳	1.双侧肾动脉狭窄和严重肾功能衰竭患者，不推荐使用 2.血钾>5.5mmol/L，血肌酐升高>30%，肾小球滤过率降低>30%的患者，要考虑减少药物的剂量或停止服药 3.孕妇禁用	1.咳嗽 2.低血压 3.高钾血症 4.肾功能恶化 5.神经血管性水肿 6.胎儿畸形
		肾脏单通道代谢：其他普利类					
	按基团分类	巯基：卡托普利					
		羧基：依那普利					
		磷酸基：福辛普利					
	按药物活性分类	前体药物（如福辛普利）					
		非前体药物（如卡托普利）					

分类	优势	适用人群	禁用人群	注意事项	副作用
利尿剂降压药	使用最普遍的利尿剂：噻嗪类利尿剂（氢氯噻嗪和吲达帕胺）常作为降压药使用				
	袢利尿剂（呋塞米、布美他尼、托拉塞米）很少作为降压药使用	1.与其他降压药物联用，可增加降压效果 2.价格便宜	1.老年高血压患者 2.难治性高血压患者 3.心力衰竭合并高血压患者 4.高盐摄入或者盐敏感高血压患者 5.非洲裔高血压患者 6.低肾素高血压患者 7.肥胖人群的高血压患者	1.不建议痛风患者使用 2.低钾血症患者	1.尤其要注意监测血钾，一般可以在开始用药的2—4周后监测电解质 2.需要联合其他降压药一起使用，可以降低不良反应的发生 3.尽量避免同时服用利尿剂和倍他乐克这两类药。必须服用时，要特别注意血糖和血脂的变化 4.不作为高尿酸血症患者的首选降压药	1.电解质紊乱 2.直立性低血压 3.尿酸升高 4.血糖异常 5.血脂异常 6.氮质血症 7.肾素活性升高
	保钾类利尿剂（螺内酯、阿米洛利、氨苯蝶啶）针对特殊病例，可作为降压药使用				

第七章

警惕这些
常见药

Tips

合理用药，才能有效
控制血压

有几类常见药物，在我们的日常生活或疾病治疗中有着非常重要的作用，但对高血压患者来说，就需要特别注意了，因为它们的药理作用很可能引起血压升高，或者使高血压患者的身体出现异常。在实际用药过程中，一定要谨遵医嘱，合理用药，才能及时有效地控制血压。

止疼药

20世纪90年代，我姥姥被查出患有类风湿关节炎，她老人家一直在吃解热镇痛药，就是我们常说的"止疼药"，主要是为了对抗类风湿关节炎带来的疼痛。我记得那时候，一到晚上姥姥就说腿疼，就要吃止疼药，这一吃就是十几年。之后，姥姥的血压越来越高，而且她服用降压药的效果并不好，血压一直降不下来。直到我读了心内科的研究生，才明白我姥姥越来越严重的高血压是止疼药引起的。

止疼药在医学界被称作"非甾体抗炎药"，长期吃这种药会引起很多不良反应，其中就包括高血压。

非甾体抗炎药是临床上最常用的一类解热镇痛药，大致可以分为三类：

（1）非选择性环氧化酶抑制剂，包括奈普生、吲哚美辛、吡罗昔康、双氯芬酸钠、布洛芬等；

（2）选择性环氧化酶 -1 抑制剂，包括大名鼎鼎的阿司匹林；

（3）选择性环氧化酶 -2 抑制剂，代表药物有尼美舒利、美洛昔康、塞来昔布、罗非昔布等。

非甾体抗炎药会引起水钠潴留、前列腺素生成减少、肾脏损伤，从而引起血压升高。同时，非甾体抗炎药还会降低 β 受体阻滞剂、利尿剂以及沙坦类、普利类药物的降压效果，导致服药患者的血压无法降下去。

服用非甾体抗炎药导致血压升高的患者，一般也不需要做特殊处理，停药后血压会逐渐恢复正常。因此，建议老年人、有高血压病史和糖尿病病史、心功能不全、肾功能不全以及水肿的患者慎用非甾体抗炎药。同时，需要指出的是，服用非甾体抗炎药引起的高血压，使用地平类降压药效果比较好，可以将其作为首选药物使用。

长期吃止疼药的人们应该注意自己的血压情况，定期监测血压。

激素类药物

提起激素，大家都不陌生。其实，我们现在接触到的"激素"大多都是糖皮质激素。糖皮质激素具有调节物质代谢、水盐代谢、抗休克、抗炎、免疫抑制等多种作用。但是，很多人也发现糖皮质激素会增加患者发生高血压的风险。那么，糖皮质激素与高血压有什么关系呢？

糖皮质激素包括可的松、氢化可的松、泼尼松、泼尼松龙、甲泼尼龙、地塞米松、倍他米松等药物，我们日常使用得最多的是泼尼松、泼尼松龙、甲泼尼龙。

长期口服糖皮质激素可能会导致血压升高，主要是因为糖皮质激素导致水钠潴留，也就是让体液容量增加。水钠潴留，血容量就会随之增加，就会导致血压升高。同时，糖皮质激素还会抑制前列环素等降压物质，这都会导致血压升高。

一般来说，糖皮质激素导致高血压的发生率在 20% 左右，比如最常见的泼尼松龙，如果剂量为 10—20mg/d，那对血压的影响很小；剂量低于 10mg/d，则对血压没有明显的影响。口服氢化可的松，如果剂量很低，对血压的影响会很小，但如果服用的剂量为 80—200mg/d，那么，24 小时内高压就会增加 15mmHg。其他激素则需要看具体情况。

服用激素引起的高血压，一般不需要特殊治疗，在患者停药后血压就能逐渐恢复正常。如果患者的血压升高较明显，或者停药后血压仍在持续升高，这种情况下首选利尿剂进行治疗。

甘草类药物

甘草是中医常用的一味药，一些现代西药也会提炼甘草制成合成药片。甘草和甘草制剂包括强力新、强力宁（复方甘草酸单铵注射液）、复方甘草甜素片、复方甘草甜素注射液、甘草酸二铵胶囊、复方甘草合剂、复方甘草片。

这些甘草类药物，在临床上用于治疗各种疾病，使用非常广泛。但是，长期服用甘草制剂，可能会引起不良反应，包括过敏反应、假性醛固酮增多症、高血压、消化道不适、精神异常、内分泌和生殖系统异常等，其中，高血压是最常见的不良反应。

因为甘草类药物中有一种叫甘草次酸的物质，这种物质与甾体激素相似，它可以作为配体与甾体激素的受体结合，演化出多种生物学效应，其中一种就是使血压升高。有研究显示，患者每天口服甘草50—200g，2—4周的时间就能发现甘草引起的血压升高呈线性量效关系，即使患者每天低剂量地服用甘草50g，也会引起血压升高。

首要的治疗措施是停用甘草药物以及含有甘草的食物或保健品。通常来说，患者在停用甘草类药物后2周内，各项指标都可恢复正常。长期、大量服用甘草类药物的患者，可能需要更长时间才能恢复。除了停用甘草药物，有些患者还要通过低钠饮食、补钾、降压等手段进行对症治疗。

避孕药

口服避孕药是 20 世纪 60 年代在欧美国家上市的。因其高效、安全、使用便捷等特点，后来很快就席卷全球，成为全世界最为广泛的女性避孕手段之一。

但是，你知道吗？口服避孕药不仅会导致高血压，还会导致心肌梗死和脑梗死。这并不是危言耸听，已有研究发现，由雌激素和孕激素混合而成的口服避孕药会使血压升高。不过，直到现在我们也无法确切地了解为什么避孕药会升高血压，但大多数研究都认为，主要与肾素－血管紧张素－醛固酮系统的参与有关。简单来说，就是含有雌激素的避孕药使得血管紧张素原合成增加，进而血管紧张素 II 生成增加，而血管紧张素 II 会导致血管收缩和交感神经兴奋，同时，醛固酮分泌也会增加，血压随之升高。

通常情况下，这类患者只需要停用避孕药，血压便可以逐渐恢复正常。如果患者停药三个月后，血压仍旧没有降至正常标准，就可以考虑启动降压药治疗。同时，建议日常在吃避孕药的女性，平时要低盐饮食，这样可以有效降低发生高血压的概率。对吃避孕药而导致血压升高的女性来说，如果需要吃降压药，在没有禁忌证的情况下，可以考虑优先选择普利类降压药、沙坦类降压药、螺内酯或者噻嗪类利尿剂。一定要结合自身情况，在专业医生的指导下用药。

广大女性朋友也不必过分担心，因为目前市面上的口服避孕药大多是低剂量的雌激素与孕激素复合物，不良反应较少，通常只有部分服用者会出现血压升高，且多数是轻度的，导致严重高血压的情况很少。

抗肿瘤类药物

在临床上，我们发现很多肿瘤患者到后期可能会出现心脑血管疾病。这是因为抗血管内皮生长因子的药物被用于治疗各种恶性肿瘤，这类药物主要包括单克隆抗体，比如贝伐单抗类药物；还有抑制络氨酸激酶刺激血管内皮生长因子的口服小分子药物，如索拉非尼、舒尼替尼、帕唑帕尼和凡地他尼等。这些药物的最常见副作用之一就是引起高血压，从而导致更多的心脑血管疾病，这就需要我们特别注意了。

有研究显示，服用抗肿瘤药物可能会降低人体内皮细胞的一氧化氮含量、降低外周微血管密度，甚至形成微血栓，增加外周血管阻力，进而导致血压升高。

很多情况下，高血压发病率与抗肿瘤药物剂量相关，简单说就是患者服用的药物剂量越大，时间越长，就越容易导致高血压。但也有研究显示，所有的血管靶向药物都可能导致血压升高，很多情况下是被患者忽视了。

通常情况下，在减少或停用抗肿瘤药物后，患者升高的血压是可以逐渐恢复的，如果不能停用抗肿瘤药物，那就使用目前主流的几大类降压药进行治疗。总之，对肿瘤患者来说，只要是在进行相关的治疗，一定要注意监测血压。别肿瘤治好了，又得了心脑血管疾病，那就得不偿失了。

免疫类药物

免疫抑制剂是一类通过抑制细胞及体液免疫反应而使组织损伤得以减轻的化学及生物物质，

可以抑制机体异常的免疫反应，主要用于器官移植排斥反应和人体自身免疫病。现阶段，最常用的免疫抑制剂是环孢素 A 和他克莫司，它们都属于钙调神经磷酸酶抑制剂。但是，如果长期使用这两种药物，是可能引起高血压的。

免疫类药物引发高血压的主要原因是会导致水钠潴留、一氧化氮水平降低、前列腺素合成受到抑制和交感神经激活，进而使血压升高。已经有很多研究表明，肝、肾、心脏和骨髓移植后很多患者都会出现血压升高的症状。引起血压升高的严重程度和幅度因患者的具体情况而异，一般认为，这与患者的疾病状态、所服用免疫抑制剂的种类及用量、血清浓度、治疗时间、皮质激素应用、肾毒性等有相关性。

这类高血压，会随着免疫抑制剂的停用和减量而得到改善。如果停药或者减药后，患者的血压还是改善不佳，可以首先减少钠盐的摄入，必要时使用地平类、普利类、沙坦类降压药。这些年来，很多大的器官移植中心，都把地平类降压药作为首选降压药。

阿司匹林

最近，我在某网站上接诊了一位高血压患者，他主要是想咨询一下如何才能合理地调整口服药物。在我给他看病的过程中，关于要不要吃阿司匹林，我们之间产生了一些分歧。大家都知道，阿司匹林是高血压患者的常备药，但我对阿司匹林却有一些不同的看法。那位患者问我："张大夫，你不要顾虑别的，假如我是你的亲人，你会不会让我吃阿司匹林？"

在我国，阿司匹林曾被广泛使用，甚至一度成为中国的"第一神药"。十几年前，一些刚刚被诊断为高血压的年轻人多数会服用阿司匹林来预防心脑血管疾病。但近年来对于这种药，出现了越来越多的反对声音。

那么，高血压患者到底要不要吃阿司匹林呢？这是一个非常普遍的问题，我想趁这个机会展开来讲一讲。

• 能不能吃？

对于已经被明确诊断为冠心病、脑梗塞等心脑血管疾病的患者来说，只要没有禁忌证和明显不良反应，阿司匹林作为药物治疗的基石，是可以吃的。

对于那些单纯只是高血压而没有被诊断为冠心病、脑梗塞等心脑血管疾病的患者来说，如果想用阿司匹林来预防心脑血管疾病，那就需要严格的评估，不能再像以前那样随意加服阿司匹林。

• 能预防心脑血管疾病吗?

近年来，随着国际上几项大型临床试验结果的公布，越来越多的证据和指南认为，使用阿司匹林来预防心脑血管疾病的方法应该慎用。不是绝对不能用，也不是绝对需要用。要具体到每一个患者的实际情况，要看收益和风险哪个更大。

阿司匹林用于疾病预防的主要好处是，可以减少非致死性缺血事件的发生，包括心肌梗死、短暂性脑缺血发作、缺血性卒中等；而它的主要风险则来自于显著增加非致死性大出血事件，包括胃肠道出血和颅内出血。

总的来说，对于阿司匹林能不能预防心脑血管疾病这件事，我们应该认识到：一方面，阿司匹林用于心脑血管疾病的一级预防时必须十分谨慎；而另外一方面，目前我们也不能"一竿子打翻一条船"，不能完全否定阿司匹林在心脑血管疾病一级预防中的价值。只要用药收益明显超过用药风险，阿司匹林还是可以用来进行心脑血管疾病的预防的。

• 哪些人应该吃？

年龄在 40 岁－ 70 岁的成年人，经过积极干预危险因素后，发生缺血性心脑血管疾病风险仍然很高，即 10 年预期风险 ≥ 10%，判定这个预期风险的标准是：经过积极治疗干预后仍然有三个及以上主要危险因素没有得到控制。这些危险因素包括：高血压、糖尿病、高脂血症、吸烟、肥胖、早发心血管病家族史（一级亲属发病年龄在 50 岁以前）、冠状动脉钙化评分 ≥ 100 或非阻塞性冠状动脉狭窄（狭窄程度 < 50%）。

与此同时，如若患者出血风险不高，且患者本人有意愿的话，是可以考虑在医生的指导下长期口服小剂量阿司匹林来预防心脑血管疾病的。

• 哪些人吃阿司匹林要特别慎重？

1. 年龄在 40 岁以下，或者在 70 岁以上的正常健康人群。

2. 高出血风险人群。比如，正在使用增加出血风险的其他药物（包括抗凝药物、糖皮质激素、非甾体抗炎药物），胃肠道出血、消化道溃疡或其他部位出血疾病处于活动期的患者，血小板减少，凝血功能障碍，严重肝病，慢性肾病 4 — 5 期，没有根除的幽门螺杆菌感染，没有控制的高血压等人群。

3. 经评估，出血风险大于血栓风险的患者。

咱们再说回开头的那位患者。这位患者今年 41 岁，高血压病史已经有 10 年了，其间一直在吃降压药，同时也一直在吃阿司匹林，但血压仍然控制得不够好。10 年前，他刚被诊断出高血压的时候，并没有糖尿病等其他危险因素。我个人认为，当时只有31岁的他没有必要服用阿司匹林，因为阿司匹林是把双刃剑。它的正面作用是预防动脉血栓性疾病，对一些高危患者的确有用。但同时，它的副作用（不良反应）也不容忽视，比如，对于只患有高血压的年轻人来说，如果长期口服阿司匹林，后期出现消化道出血、脑出血的风险相对较高。当然，如果患者同时伴有其他更多危险因素，尤其是明确的心脑血管疾病，那就可能需要在医生的指导下服用阿司匹林了。

而这位患者只患有高血压，所以我不建议他吃阿司匹林。他提出了前面的那个问题后，我的回答是："如果您是我的亲人，我可能不会让您吃阿司匹林。您要做的是好好控制血压，定期复查，必要时再根据您的具体情况确定是否服用阿司匹林。"说到这里，这位患者说："张大夫，听了您的回答我放心了，我就用您说的这个方案吧，以后会注意持续复查和复诊的。"

总的来说，"高血压患者要不要服用阿司匹林"是个老问题了，这个问题看似简单，但很多时候，真的需要医生设身处地地为患者考虑，给年轻的高血压患者使用阿司匹林的时候更需要特别谨慎。因为年轻人的生命周期还很长，一旦出现出血事件，会比较麻烦。而且，医生要对患者的身体情况做持续监测，才能确定患者是否应该服用阿司匹林。同时，也希望广大高血压患者能够理性面对。我的建议还是，要在专业医生的指导下确定要不要服用阿司匹林。

第八章

高血压可以通过饮食防控吗？

Tips

科学饮食，有助于控制血压，让身体健康

中国自古就有"病都是吃出来的"这种说法，的确，很多疾病都跟饮食有着千丝万缕的联系，高血压也不例外。饮食合理，可能会让你的高血压有所改善，反之，则可能会让你的血压状况更不乐观。无论你有没有高血压，作为专业医生，我都建议你，每日三餐按时吃饭，晚餐只吃七分饱，多吃蔬菜水果，少吃零食、卤味等加工食品以及油脂、调味品等，严格限制盐的摄入量。也建议大家摒除一些不良生活习惯，比如边看电视边吃饭、经常大量饮酒、喜欢吃咸菜等腌制食品和动物内脏等。

改善生活方式

良好的饮食习惯、健康的生活方式对普通人来说都是相当重要的，何况是高血压患者。如果能长期坚持从以下几个方面建立好的生活习惯，便能够很好地控制血压。

• 低盐饮食

盐是人体不可或缺的元素，但是盐摄入过多会引起水钠潴留，血容量增加，不但会导致血压增高，还会加重心脏负担。高血压患者每天食盐量控制在 6g 以内，其中包括调味品和零食中的食盐。我给大家介绍一些小的窍门：餐桌上不放盐罐、酱油瓶及咸菜等含盐多的食物；尽量享用食材原本的味道，炒菜加盐不超过 3g；利用柠檬、柚子等食材的味道制作菜肴；汤中多放蔬菜，少放盐。

• 低脂饮食

研究表明，饱和脂肪酸和胆固醇会引发或加重高血压。所有脂肪的摄入都会引起肥胖，肥胖会引发高血压。因此，控制食物中的油脂，尤其是饱和脂肪酸和胆固醇的含量很重要。高血压患者食物脂肪的热量比应该控制在 25%，最高不超过 30%。严格限制肥肉、蛋黄、奶油、鱼子等食物的摄入。

• 严格戒烟，限制饮酒

吸烟会明显加重高血压及心脑血管的损害，同时增加肿瘤患病率。少量饮酒，尤其是适量饮用一些红酒对人体并无害处，但是长期大量饮酒会使血压尤其是低压升高。饮酒初期有时会见到血压降低，之后缓缓回升，次日血压升高明显。

• 补充钾、钙和膳食纤维

钾有助于对抗高钠对血压的不利影响。建议大家多吃富含钾的食物，如香蕉、木耳等。同时充足的钙也有助于对抗高钠的不良影响，如牛奶、豆制品等。膳食纤维具有调整糖类和脂类代谢的作用，能有效结合胆酸，避免其合成为胆固醇沉积在血管壁上，同时，膳食纤维还能促进钠的排除。

• 补充水分

科学合理地补充水分，对高血压患者来说尤为重要，但是补水过多不利于健康。高血压患者科学的补水方法是：每天早晨喝一杯温水，上午工作和午餐时、下午3点左右都不要忘记喝水，晚上睡觉前喝一点水。高血压患者要少量多次饮水，每次不要超过250mL，每天饮水量以1500—2000mL为宜。研究表明，硬水（泉水、井水、天然矿泉水等）中含有较多的微量元素，有助于降压。

这些东西可以食用吗？

临床诊断中，也总有患者问我高血压能不能吃肉，能不能喝牛奶等问题。坊间也流传着各种各样的传闻，甚至是秘方，那么，到底哪些食物是适合高血压患者食用的，哪些又是需要高血压患者尽量避免的呢？我特意把日常生活中的一些常见食物，整理成一个小贴士，希望能够让大家一目了然，吃得放心。

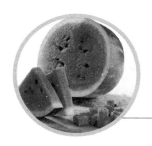

西瓜

高血压患者不仅可以吃西瓜，如果没有血糖问题，还可以适量多吃一些。西瓜钠含量非常低，符合高血压患者的低盐饮食要求。西瓜还有一定的利尿作用，也可能对降低血压有一定帮助。但由于西瓜含糖量高，高血压合并糖尿病患者，要适量食用。

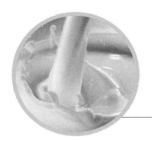

牛奶

高血压患者可以放心食用牛奶。牛奶中含有人体必需的八种氨基酸和优质蛋白，但由于牛奶中的脂肪含量不低，所以高血压合并高血脂症患者最好食用低脂或脱脂牛奶。

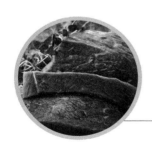

牛肉

高血压患者可以吃牛肉。牛肉脂肪含量较低，相对而言是比较健康的肉类，但要适量。大量食用牛肉也会影响血脂和胆固醇等指标，对血压不利。

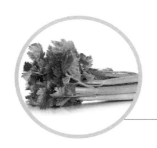

芹菜

常吃芹菜对高血压患者是有帮助的。现代医学发现，芹菜的确含有一些可以降低血压的物质，但在临床上还不能使用芹菜来降血压。所以说靠吃芹菜来替代正规降压药物治疗高血压是不可能的。

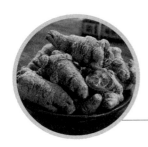

三七

高血压患者可以在中医的指导下吃三七类制品，但想要通过三七粉来代替正规的降压治疗，绝对是不靠谱的。

现代药理研究显示，三七对原发性高血压具有一定的辅助治疗作用，但辅助治疗不能代替正规降压治疗方案，而且这些研究都只是小样本的医学和药学研究，并没有进行大规模的多中心临床试验。

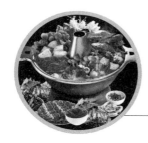

火锅

高血压患者当然是可以吃火锅的，但吃火锅的方式却大有讲究：

第一，调料不要过咸；

第二，最好不要喝酒，上限是50度的白酒1两左右，红酒少于2两，啤酒少于300mL；

第三，多吃蔬菜和菌类，肉类可以选择脂肪少的牛羊肉。

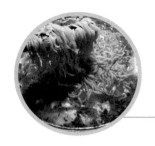

方便面

高血压患者一定要少吃方便面。方便面是高盐高脂类食品，不仅会让人变胖，还会引发脂质代谢紊乱。

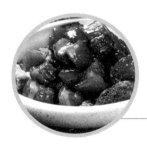

红烧肉

高血压患者可以适量食用红烧肉。

五花肉中的饱和脂肪酸、胆固醇、糖含量都非常高，属于高脂肪、高热量、高胆固醇食物，如果长期大量摄入，会增加患高血压和冠心病等心脑血管疾病的风险。

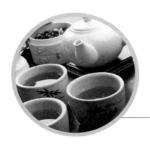

茶

对高血压患者来说，只要血压控制得好，喝什么茶都可以。但不宜喝浓茶，因为浓茶可能会影响休息，也可能会提升心率，不利于控制血压。

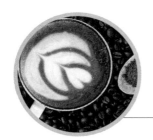

咖啡

喝咖啡对高血压的控制是不利的。

普通人每天饮用1—3杯咖啡（一杯150mL），可能有益于健康，但高血压患者尽量不要喝咖啡。

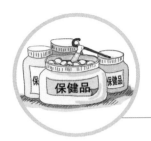

保健品

保健品是"保健食品",而不是"保健药品",没有药物治疗作用,不要幻想通过食用保健品来降低血压。

酒类饮品

喝酒对血压的降低是短暂的,长期影响一定是血压升高。少量饮酒后,的确可以起到扩张外周血管的作用,这时会表现为血压的短暂降低。但大量饮酒则可能激活交感系统,心率和血压便随之升高。除此之外,很多相关研究都显示,长期饮酒还可能导致心脑血管疾病和严重心律失常的发生概率增加。

不可忽视的生活细节

对很多人来说，想要改掉多年养成的习惯，并不是一件容易的事情，甚至有一些常识会颠覆以往的认知，但我们必须相信科学，正确认识生活中的各种不良习惯，因为很多容易被忽略的生活细节，也会对血压有明显的影响。

• 要对盐保持警惕

盐和高血压有着密切的联系，高盐饮食是引发高血压的重要环境因素之一。此外，高盐饮食每年导致全球 165 万人死于心血管疾病，同时还会增加罹患胃癌、骨质疏松、慢性肾病的风险。现阶段，建议大家每天的食盐摄入量不要超过6g，户外体力活动者和低钠血症患者除外。

也有一些研究显示，每天的食盐摄入量减少2—3g，就可以将心脑血管疾病的发病率降低20%。

而"少吃盐不好"的说法，主要源于著名的PURE研究，这个研究发现，每天食盐摄入量低于3g，心血管疾病发生率非但没有降低，反而增加了。该研究认为，每天高于7g的食盐摄入量和低于3g的食盐摄入量，都会增加心脑血管疾病的发病率，这就是著名的J形曲线学说。但是，该研究存在一些实验缺陷，很多学者也在质疑其严谨性，所以，仅仅通过该研究就得出"少吃盐不好"的结论，为时尚早。

• 水果、蔬菜不是万能的

在临床诊断中，总有患者问我："张大夫，听说芹菜能降血压，那我是不是要多吃芹菜呀？我吃了芹菜还要再吃降压药吗？"有的患者甚至表示只要多吃某些蔬菜、水果，血压就能降下来。

那么，这种想法靠谱吗？

确实，有一些蔬菜中含有能降低血压的物质，比如芹菜，但是降压物质含量极少，仅仅通过日常食用，降压作用微乎其微，因为摄入量不足以起到降压作用。想要脱离药物治疗，而仅仅靠吃点蔬菜或者水果来降低血压，是不可能实现的。不过，很多蔬菜水果都富含膳食纤维和各种维生素，适当多吃对改善高血压的病情、辅助控制高血压都是有好处的。

需要特别提示的是：正在服用地平类药物的患者，千万不能吃西柚；高血压合并糖尿病患者，一定要控制水果的摄入量，因为大部分水果都含有较高的糖分，这类患者吃水果时一定要监测血糖，避免血糖升高。

• 一定要戒烟

在我年少无知、不谙世事的时候，看到年

长的男性嘴里叼着一根烟，有的人还会熟练地吐出烟圈，我觉得他们实在太帅了，忍不住想要模仿，偶尔还会偷偷去拿家里大人的烟来抽。后来，我进入医科大学，当了解到越来越多的专业医学知识后，才庆幸自己小时候没有养成吸烟的习惯。

目前，全世界已经达成共识：吸烟是引发多种疾病的独立危险因素。烟草中的有害物质——尼古丁会使人体内的血管收缩、阻力增加，从而引起血压升高。这对高血压患者来说尤为明显，因为其血管内的压力长期升高，可能会导致血管壁增厚、变硬以及管腔变窄，甚至闭塞，而患者大量吸烟会加速这个过程。所以，吸烟也是高血压患者发生心脑血管疾病的危险因素。

同时，也有研究显示，与不吸烟的人群相比，吸烟的人群心血管疾病的危险性增加了1.6倍；

吸烟的高血压患者心血管疾病的危险性增加了 4.5 倍；而同时伴有高血压和高血脂的吸烟者，其心血管疾病危险性更是呈几何级数增长，是不吸烟人群的 16 倍。

我在临床诊断中发现，即便是刚刚戒烟的高血压患者，其发生心血管疾病的概率也会明显降低。所以，有吸烟习惯的高血压患者，为了你的健康，请从现在开始戒烟。

• 打呼噜不是小事

大家平时所说的打呼噜，在医学上被称为阻塞性睡眠呼吸暂停综合征，症状包括睡眠期间上呼吸道肌肉塌陷、呼吸暂停或口鼻气流量大幅度减少，导致患者间歇性低氧、睡眠片段化、交感神经过度兴奋、神经体液调节障碍等。

打呼噜是引发高血压的危险因素之一，其主要原因是缺氧。长期的缺氧会激活交感神经系统和肾素－血管紧张素－醛固酮系统，甚至导致外周小动脉增生，这些因素都会导致血压升高。所以，打呼噜虽然事小，但是需要特别重视。有些人打呼噜改善了，血压也就随之改善了。

治疗打呼噜，建议先从改善生活方式做起，比如减肥、戒烟限酒、增加运动等。而对病情严重的患者，建议考虑口腔矫正器或者无创通气等治疗方法。具体方案要根据患者的自身情况，由专业医生制定。

· 运动有益于降血压

运动可以改善高血压患者的血压水平，这是毋庸置疑的，很多高血压患者朋友都从长期坚持的体育锻炼中受益，有的人减少了降压药的使用剂量，有的人甚至完全恢复正常血压了。

《中国高血压防治指南》指出，有氧运动可以使高压平均值降低 3.84mmHg，低压平均值降低 2.58mmHg。一些研究也发现，高血压患者定期锻炼，可以有效降低心血管疾病导致的死亡和全因死亡的风险。因此，建议高血压患者在血压平稳的情况下，每天进行 30—60 分钟中等强度的运动，每周运动 4—5 天。可以采用有氧、阻抗、伸张等不同运动方式，以有氧运动为主，无氧运动为补充。

特别提醒：本书涉及的所有药物，均需在专业医生的指导下使用。切勿自行调药。

结　语

　　在这本书的最后，我想跟大家唠唠家常。2019 年《中国心血管健康与疾病报告》指出，我国现在有 3.3 亿心血管疾病患者，这其中高血压患者就有 2.45 亿，可以说高血压占了心脑血管疾病患者群的最大比例。

　　这么多的高血压患者，如果他们的血压得不到有效控制，后期很可能发展成冠心病、心律失常、心力衰竭等严重的心血管疾病。如今，我们的国家在经济、医疗等领域都取得了巨大的发展和进步，但人们的观念和生活方式依然有待改善。尤其是年纪稍大一些的中老年人，由于很多人早年经历过食物匮乏，所以对油脂、糖、盐含量较高的食物更为偏爱。他们的饮食重油、重盐、重糖，也爱食膏粱厚味，美其名誉"吃香喝辣"，使得我国老年高血压人数居高不下。还有一些正值当年的中青年人，由于长期处在高压工作环境之中，作息不规律、体重超标、暴饮暴食、耽于应酬、烟酒傍身、精神紧张等一系列不良生活方式，导致他们过早地出现高血压，同时还有可能伴随高血压并发症。除此之外，还有一些父母、家长，生怕孩子的营养跟不上，拼命地给孩子进补，补充大量高脂肪、高热量食物，再加上花样繁多的零食，使得越来越多的青少年儿童出现体重超标，继而引发青少年高血压……这些不良生活方式和对健康的错误认知，使得我国高血压患者的数量不断增长。

每年来找我看病的高血压患者有上千人，有

的从大老远的地方过来，有的甚至住酒店等我出诊，还有一些人因为对高血压的认知不足，错过了最佳的治疗时机，导致了更严重的后果……作为一名心内科大夫，面对这些患者，我感觉自己能做的事情实在太有限了，除了为他们开开方子、提供咨询服务之外，我还想用更加便利的方式，为大家做靠谱的医学科普，让大家真正了解高血压这种疾病，了解它的成因，也了解它的危害，知道如何进行预防和治疗。最重要的是，希望有更多的人能够提高对高血压的认知，让高血压不产生、不发展。

　　这是我的初心，也是我的使命。鉴于此，我用了一年多的时间，在很多人的帮助下，把自己对高血压的研究，结合在一线门诊所遇到的案例，整合成这本书，让更多人认识到高血压的严重性以及重视高血压的必要性。让大家可以随时随地翻阅，帮助自己和家人，对高血压进行有效的预防和治疗。如果有读者因为我的努力而受益，即使只有数百人、上千人，我也会很开心。因个人水平有限，难免有不足之处，望大家不吝赐教。

希望当您读到这本书、看到这段文字的时候，就像看到我坐在您的对面对您语重心长地叮嘱。最后，希望这本书能够真的让您更加深入地了解高血压，让您和家人的生活更加健康美满。

参考文献

[1] 陈琦玲, 李瑞杰. 特殊类型高血压的诊断与治疗 [M]. 北京: 北京大学医学出版社, 2016.

[2] 陈义汉, 丛洪良. 心脏病学实践 2019[M]. 北京: 人民卫生出版社, 2019.

[3] 葛均波, 方唯一. 现代心脏病学进展 2017[M]. 北京: 科学出版社, 2017.

[4] 葛均波, 方唯一. 现代心脏病学进展 2018[M]. 北京: 科学出版社, 2018.

[5] 葛均波, 方唯一. 现代心脏病学进展 2019[M]. 北京: 科学出版社, 2019.

[6] 国家卫计委合理用药专家委员会. 高血压合理用药指南 [M]. 北京: 人民卫生出版社, 2017.

[7] 韩雅玲, 张健. 心脏病学实践 2017[M]. 北京: 人民卫生出版社, 2017.

[8] 霍勇. H 型高血压 [M]. 北京：科学技术文献出版社，
2018.

[9] 林曙光. 心脏病学进展 2017 [M]. 北京：科学出版社，
2017.

[10] 林曙光. 心脏病学进展 2018[M]. 北京：科学出版社，
2018.

[11] 林曙光. 心脏病学进展 2019[M]. 北京：科学出版社，
2019.

[12] 孙宁玲. 高血压进展 2018[M]. 北京：中华医学电子音像
出版社，2018.

[13] 吴寿岭，王冬梅，高竞生，王希柱，曹雪滨. 临床高血
压病学 [M]. 北京：北京大学医学出版社，2015.

[14] 张健，陈义汉. 心脏病学实践 2018[M]. 北京：人民卫生
出版社，2018.

[15] 赵连友. 高血压学 [M]. 北京：科学出版社，2019.

[16]《中国高血压防治指南》修订委员会. 中国高血压防治指
南 [M]. 北京：中国医药科技出版社，2018.

医学科普不能代替诊疗，治疗方案的制定和降压药的使用一定要在专业医生指导下进行，切勿自行调整降压药。